Rosenöl

ECON Ratgeber

Im ECON Verlag sind von Julia Lawless außerdem lieferbar:
Die kleine Aroma-Apotheke (TB 20520)
Lavendelöl (TB 20569)

Zum Buch:

Keine Blume hat jemals so viel Aufmerksamkeit und Bewunderung erfahren wie die Rose. Sie ist nicht nur seit Jahrtausenden Symbol für Herz, Seele, Liebe und Schönheit, sondern auch als Heilmittel von unschätzbarem Wert. Rosenöl und Rosenwasser haben einen breiten Wirkungsbereich bei der Hautpflege und als Parfum, bei streßbedingten Beschwerden und im Bereich der Fortpflanzung und Sexualität.
Julia Lawless erklärt nicht nur die vielfältigen Anwendungsmöglichkeiten von Rosenöl bei konkreten Beschwerden, sondern gibt auch einen Überblick über die spannende Geschichte und die verschiedenen Verwendungsarten der Rose durch die Jahrtausende.

Die Autorin:

Julia Lawless, die aus einer Familie mit langer Tradition in der Arbeit mit Heilkräutern stammt, war zehn Jahre lang im Bereich der Aromatherapie tätig, bevor sie 1986 ihre Prüfung zur Aromatherapeutin ablegte. Seitdem unterhält sie ihre eigene Praxis in London. 1988 gründete sie mit ihrem Mann »Aqua Oleum«, ein Unternehmen, das auf ätherische Öle und andere aromatherapeutische Produkte spezialisiert ist. Sie ist Mitglied der *International Federation of Aromatherapists.*

Julia Lawless

Rosenöl

Die Königin der Blumen und ihre natürliche Heilkraft

Aus dem Englischen von Antje Knoop

ECON Taschenbuch Verlag

Für »Didi«

Veröffentlicht im ECON Taschenbuch Verlag
Deutsche Erstausgabe
© 1996 by ECON Verlag GmbH, Düsseldorf
© 1995 by Julia Lawless
First published by Thorsons, London
Titel des englischen Originals: Rose Oil
Aus dem Englischen übersetzt von Antje Knoop
Umschlaggestaltung: Init GmbH, Bielefeld
Titelabbildung: Init GmbH, Bielefeld
Gesetzt aus der Frutiger und Life
Satz: HEVO GmbH, Dortmund
Druck und Bindearbeiten: Ebner Ulm
Printed in Germany
ISBN 3-612-20568-4

Inhalt

Danksagung

Der Titel »Königin der Blumen« wurde der Rose vor über 2 500 Jahren von der griechischen Dichterin Sappho verliehen. Seit jener Zeit wurde die Rose von einer einfachen fünfblättrigen Blüte in eine Vielzahl von gezüchteten Arten weiterentwickelt. Ihre Rolle hat sich auch dramatisch geändert: In den Anfängen ihrer Entwicklung wurde sie hauptsächlich aufgrund ihrer medizinischen Eigenschaften und ihres Duftes gepflanzt; heute ist die Rose größtenteils als Gartenblume bekannt.

Dennoch übt die Rose immer noch eine einzigartige und zeitlose Anziehungskraft aus. Ihre perfekte Gestalt und ihr Duft scheinen sie mit einer inneren Qualität zu erfüllen, und so hat sie in der Vorstellungswelt der Menschen immer einen Ehrenplatz innegehabt – ein Symbol der Göttlichkeit und der Transzendenz der Seele. Mit diesem Grundgedanken und in dem Bewußtsein, daß die Rose die Lieblingsblume in der Sufi-Tradition darstellt, ist das Buch meiner Schwägerin Didi gewidmet.

Ich möchte ebenfalls den folgenden Menschen für ihre Hilfe und Unterstützung im Laufe der letzten Monate danken: John Black danke ich für sein Gutachten und die von ihm zur Verfügung gestellten fachlichen Informationen; ich danke Cara Denman für ihre Unterstützung; Jane Graham-Maw und den Mitarbeitern des Verlages Thorsons bin ich für ihr wohlwollendes Interesse dankbar, das sie dem Projekt entge-

gengebracht haben; Len Smith danke ich für seine redaktionellen Hinweise; und letztlich danke ich natürlich meinem Mann Alec und meiner Tochter Natasha für ihren fortwährenden Beistand.
Julia Lawless
Oktober 1995

Rosenöl: Eine Einführung

Oh, kein Mensch weiß
welch wilde Jahrhunderte
die Rose durchstreifte
> Walter de la Mare, »Alles Vergangene«

S eit wann besteht die Leidenschaft für die Rose? Untersu-
chungen von Fossilien haben gezeigt, daß schon vor 40
Millionen Jahren Rosen blühten! Einfache Bilder von Rosen
wurden in Wandmalereien und Reliefs aus frühester Geschichte entdeckt. Das älteste von diesen ist auf der Wand
des ausgegrabenen Palastes von Knossos auf Kreta dargestellt und wird für älter als 4000 Jahre gehalten. Eine Rose
ist auch auf eine der ältesten ausfindig gemachten Münzen
gepreßt, ein rund 4000 Jahre altes Artefakt der Hethiter.
Diese alten Exemplare sind aber nur schwer mit botanischer
Exaktheit zu identifizieren, da nur grundlegende Merkmale
dargestellt wurden.

Kein Zweifel besteht allerdings hinsichtlich eines Kranzes
mit fünfblättrigen Blüten, der 1888 von dem britischen Ar-
chäologen Sir Flinders Petrie in einem ägyptischen Grab
(etwa 26 n. Chr.) entdeckt wurde:

> *In der trockenen Wüstenluft waren die Blütenblätter des*
> *Kranzes geschrumpft, aber sie behielten immer noch ihre*
> *Farbe, und wenn sie in warmes Wasser gelegt wurden,*
> *schienen die Blüten wieder lebendig zu werden. Die Knos-*

pen schwollen an, und die rosa Blütenblätter breiteten sich aus, entfalteten sich, um den Knoten goldener Fäden in der Mitte zu offenbaren, genauso wie sie am Tage der Beerdigung gewesen sein mußten. Ein Botaniker in Cambridge hatte keine Schwierigkeiten, Petries Blumen als Rosen zu identifizieren, Exemplare der »Rosa richardii« (R. sancta), eine Varietät, die schon als die »Heilige Rose von Abessinien« bekannt war, da sie zu der Zeit noch ein fester Bestandteil der koptischen christlichen Friedhöfe in diesem Land war.[1]

Ähnliche Überreste wurden auch in Gräbern überall in Zentralägypten gefunden, zusammen mit Fresken und Stoffstücken, auf denen einfache Rosen mit fünf Blütenblättern dargestellt waren. Es ist von Bedeutung, daß die Rose eine der Blumen war, die der ägyptischen Göttin Isis geweiht war, der Schutzgöttin der Liebe und des Schicksals, die mehr als 5000 Jahre lang verehrt wurde! Anzeichen eines alten Rosenkultes wurden auch in Indien und Syrien gefunden; sogar der Name Syrien stammt von dem Wort »suri« her, was soviel wie »Land der Rosen« bedeutet. Die »Heilige Rose« blüht noch heute in Ägypten und kann auch in entfernteren Gegenden Nordäthiopiens (dem früheren Abessinien) entdeckt werden. 1920 berichtete ein Mönch, daß er in einem äthiopischen Bergdorf eine Rose gefunden hatte, die in einer Höhe von fast 2500 Metern wuchs!

Der Handel mit Rosen begann ebenfalls zu einem sehr frühen Zeitpunkt in der Geschichte. Die königlichen Gehölze von Ur in der Euphratregion haben offenbart, daß der sumerische König Sargon (2648–2630 v. Chr.) von einem Feldzug mit »Weinreben, Feigen und Rosen« zurückgekehrt ist. Karawanen wanderten von den babylonischen Flüssen mit ihrer Fracht durch Ägypten nach Nordafrika. Arabische Nomaden spielten bei der Verbreitung der Rose nicht nur im Mittleren

Osten, sondern auch später, als sie die Pflanze nach Europa brachten, eine wesentliche Rolle.

Aus botanischer Sicht ist es jedoch schwierig, die genaue Herkunft der ersten wilden Rose festzulegen, da die ersten Berichte alles andere als vollständig sind. Klar ist allerdings, daß schon zu einem frühen Zeitpunkt mehrere verschiedene Arten der Rose existierten, die in der nördlichen Hemisphäre vertrieben wurden und die zwei Zentren hatten: eines in Zentralasien und das andere in Westeuropa. Diese wurden als die Varietäten der »Alten Rose« bekannt, da sie die Grundlage für alle folgenden Hybriden, also der »Neuen Rosen« darstellten.

Anfang des 19. Jh. begann man mit der Züchtung der »Neuen« Rosen

Als historische Trennung zwischen den »Alten« und »Neuen« Rosen wird allgemein das Jahr 1800 angegeben, was auf den Einfluß der französischen Kaiserin Josephine zurückgeht. Von 1808 bis 1814 richtete die Kaiserin, die Frau von Napoleon Bonaparte, einen Rosengarten in Malmaison (außerhalb von Paris) ein, der unübertroffen blieb. Sie erhielt alle bekannten Rosen der Zeit, einschließlich der neu eingetroffenen asiatischen und chinesischen Varietäten. Ihr Anbau und ihre Züchtung wurde zu einer Herausforderung für Rosengärtner auf der ganzen Welt und bildete die Grundlage für die folgenden Kreuzungen von unzähligen Rosenvarietäten.

Seitdem wurden Rosen so vorsichtig wie Rennpferde gezüchtet, und viele neue Varietäten sind entwickelt worden. Es gibt heute eine Vielzahl von Büchern über den Anbau von Rosen mit Hunderten von aufwendigen, glänzenden Abbildungen, welche Mannigfaltigkeit, Schönheit und Reiz der modernen (und oft geruchlosen) »Neuen« Rose illustrieren.

In den letzten Jahren hat es allerdings eine nostalgisch geprägte Rückkehr zu alten, duftenden Rosenvarietäten gegeben. Ihr Duft, der oft unter dem Streben nach der perfekten Gestalt gelitten hatte, wurde wieder geschätzt. Die bedeutendsten dieser ursprünglichen und sehr stark riechenden alten Rosen, insbesondere im Hinblick auf ihre anschließende Züchtung und (äußerst erfolgreiche) Kreuzung für die Herstellung von ätherischen Ölen, sind folgende:

Rosa gallica (R. rubra) – die Essig-Rose
Rosa damascena – die Damaszener-Rose
Rosa centifolia – die Zentifolie

Die Essig-Rose

Es wird angenommen, daß der natürliche Standort der Essig-Rose der Iran (ehemals Persien) und das Land zwischen dem Schwarzen und Kaspischen Meer war – obwohl sich ihre wahren Wurzeln im Altertum verloren. Wie die »Heilige Rose« blühte auch die Essig-Rose in ihrem ursprünglich wilden Zustand als einfache Blüte mit fünf Blättern, die meist dunkelrosa oder »rosa«-rot waren. Später existierte die *R. gallica* jedoch in einer Vielfalt von verschiedenen Arten oder Unterarten, von denen die Bekannteste die *R. gallica var. officinalis* war, die »Apothekerrose« oder die »Rote Rose«, ein Busch mit einer Höhe von 90 bis 150 cm und stark duftenden, halbgefüllten karminroten Blüten und gelben Staubbeuteln. Im Altertum wurden die Blütenblätter dieser Varietät oft zu einem duftenden Puder verarbeitet, der wegen seiner pharmazeutischen Eigenschaften geschätzt wurde. Nach dem Mittelalter wurde sie auch als »Französische Rose« oder »Provinsrose« bekannt, da sie in großen Mengen in der französischen Region der Provence angebaut wurde – hauptsächlich zur Nutzung in Parfums. Einige Varietäten der Essig-Rose werden noch immer zur Herstellung ätherischer Öle benutzt, zum Beispiel von dem bahnbrechenden britischen Mikrobiologen Peter Wilde.

Die Damaszener-Rose

Die Damaszener-Rose *(Rosa damascena)* – der Name entstand, da man annahm, daß sie ursprünglich aus Damaskus in Syrien kam – hat rosafarbene oder rote, sehr stark duftende, gefüllte Blüten mit bis zu 36 Blättern, die von sich krümmenden Stielen getragen werden, welche eine Länge von zwei Metern erreichen können. Diese Rose war diejenige, die am häufigsten von arabischen Parfumherstellern, die sie nach Europa einführten, benutzt wurde. Sie wird immer noch gebraucht, um ein qualitativ sehr hochwertiges ätherisches Öl, »Rosenessenz« (und absolutes Rosenöl), herzustellen, welches in der Parfumproduktion verwendet wird. Sie wird heute in großen Mengen in Bulgarien und der Türkei angebaut und in geringerem Maße auch in Rußland, Indien und im Iran. Auch von ihr gibt es viele verschiedene Arten und Unterarten, insbesondere die 30blättrige Varietät »Tringintipetala«.

Die Zentifolie

Die Zentifolie oder »Hundertblättrige Rose« ist trotz ihrer langen Geschichte genaugenommen keine »Alte« Rose, da sie eine komplexe Kreuzung ist aus der Essig-Rose, der Damaszener-Rose, der wilden »Hundsrose« und der »Moschusrose« (s. unten) ist. Ihre Herkunft ist unklar, obwohl sie wildwachsend in den Wäldern des Kaukasus gefunden wurde, wo gefüllte Arten häufig vorkommen. Sie wurde »Malerrose« genannt, weil sie in so vielen Gemälden der alten Meister auftaucht. Der schöne, buschige Strauch wird im allgemeinen 90 bis 150 cm hoch und hat große Blüten mit jeweils bis zu 100 Blättern, deren Farbpalette von weiß bis dunkelrot reicht. Sie produziert ein reiches, süß duftendes Öl oder absolutes Öl und wird in der Türkei und in Nordafrika (Marokko und Tunesien) angebaut. Seit Jahrhunderten wird eine Art der Zentifolie in dem Gebiet um die Stadt Grasse in Frankreich angebaut, die als »Rose de Mai« bekannt ist – eine Kreuzung aus der *R. centifolia* und *R. gallica.* Diese Varietät kann bis zu zwei Meter hoch wachsen und hat rosa bis purpurfarbene Blüten. Aus der Zentifolie sind unzählige Unterarten entstanden, einschließlich der »Moos-Rose«.

Andere alte Varietäten, die noch immer für die Herstellung von ätherischen Ölen – wenn auch in geringerem Maße – verwendet werden, sind unter anderem die »Hundsrose« *(Rose canina)*, »Weinrose« *(R. rubiginosa)*, die »Moschusrose« *(R. moscatta)*, die »Teerose« *(R. indica)*, die »Weiße Rose« *(Rosa x alba)* und die »Japanische (oder Chinesische) Rose« *(R. rugosa).*

Wichtig: Siehe Appendix A für eine detailliertere Beschreibung dieser Arten.

Zusammenfassung

Fossile Funde zeigten, daß es bereits vor 40 Millionen Jahren Rosen gab. Die Rose begleitet auch seit langem den Menschen, über 5 000 Jahre alte Münzen und Wandmalereien belegen dies. Anfang des 19. Jh. begann man in Europa mit der Züchtung der sogenannten »Neuen Rosen«. Viele dieser Varietäten haben jedoch ihren Duft eingebüßt, daher wendet man sich seit einiger Zeit wieder den alten Rosen zu. Bei der Herstellung von Rosenöl spielen ebenfalls alte Sorten, wie die Essig-Rose, die Damaszener-Rose und die Zentifolie, eine maßgebliche Rolle.

Teil I

Medizinischer und historischer Hintergrund

1. Legende, Mythos und Symbolik

Rote Rose, stolze Rose und Rose all meiner Tage,
Komm zu mir, während ich Deine alten Bräuche besinge …

W. B. Yeats, »Die Rose am Kreuze der Zeit«

Tausende Jahre lang wurde die Rose von allen Kulturen gleichermaßen gepriesen – keine andere Blume hat solch eine Bewunderung je genossen! Klassische Texte, sowohl aus dem Osten wie auch aus dem Westen, enthalten unzählige Anspielungen auf die Rose, und eine ganze Bandbreite von Mythen ist hinsichtlich ihrer Herkunft und Symbolik entstanden. Die Symbolik der Rose ist vielleicht eine der vielfältigsten und komplexesten, die überhaupt mit einer Pflanze assoziiert wird, mit einer universellen Anziehungskraft, die über alle Zeiten und Kulturen bestehen blieb. Als aussagekräftiges Bild des Herzens oder der Seele der Menschen stand die Rose – neben vielen anderen Attributen – immer für »Liebe«, »Schönheit« und »Göttlichkeit«.

In vielen Ländern wird mit der Rose eine umfassende Symbolik assoziiert

»Der Duft entzückt meine Seele …«, schrieb der Dichter Sadi. Wie viele andere große persische Schriftsteller sah er die Rose nicht nur als Gegenstand von herausragender physischer Schönheit, sondern auch als Symbol geistiger Errungenschaften und transzendentalen Begehrens. In der *Avesta*, dem heiligen Buch Persiens, das die Grundlage für eine der ältesten Religionen der Erde darstellt, wird die Rose als »Bote des Gartens der Seelen« geehrt. Rumi (der große Sufi-Mystiker und Dichter des 13. Jahrhunderts) sah in der Rose einen »weisen Liebreiz« und ein Sinnbild der Erfahrung der ewigen »Geliebten«.

Wie eine Rose, so lächle auch ich mit meinem ganzen Körper, nicht nur mit meinem Mund,
Denn ich bin – ohne mich selbst – allein mit dem König der Welt.

Rumi, »Divan-e-Kabir«

Unter dem Sufi war die Erfahrung des Heiligen unmittelbar verbunden mit der Gestalt und dem Duft der Rose, und der persische Alchemist und Mystiker Avicenna widmete den Tugenden seiner Lieblingspflanze ein ganzes Buch. Einer persischen Legende zufolge verliebte sich die Nachtigall in die weiße Rose und flog hinunter, um sie zu umarmen. Aber die spitzen Dornen durchstachen ihre Brust, und dort, wo die Blutstropfen auf die Erde fielen, wuchs die erste dunkle, karminrote Rose:

… und vor allem die wiederholte Herrlichkeit glühender Morgengrauen, die Fülle von Rosengärten, weiße Rosen und rote Rosen, die Schatten der Rosenbüsche, die göttliche Gegenwart, die im Glanz einer roten Rose aufleuchtet.[2]

Man hält das alte Persien für den Geburtsort der gezüchteten Rose und den Ort, wo Rosen erstmals in schön angelegten Gärten angepflanzt wurden. Als die muslimischen Araber Persien im 6. Jahrhundert eroberten, waren sie von den gezüchteten Rosen, die sie vorfanden, so angetan, daß der Islam die Rose als zentrales Bild seiner eigenen Tradition vereinnahmte. Einer arabischen Legende zufolge heißt es, daß ein Schweißtropfen des Propheten Mohammeds zur Erde fiel, als er in den Himmel geholt wurde, und daß dies die erste Rose wurde! In einer

Vermutlich wurden im alten Persien erstmals Rosen gezüchtet

anderen Geschichte stammen die Rosen nicht von dem Propheten, sondern von dem Schweiß einer Dame, Joun, deren Haut in der Morgendämmerung weiß ist, aber zu Mittag rosig. Als sich die muslimische Religion in der Welt weiter ausbreitete, folgte ihr auch die Liebe zur Rose.

Schon 900 v. Chr. beschrieb Homer im *Iliad*, daß das Schild von Achilles mit Rosen dekoriert war – so wie es auch bei den alten persischen Kriegern der Fall war. Außerdem kann die heute noch bekannte Sitte, Rosen auf das Grab der Verstorbenen zu streuen, bis in diese Zeit zurückverfolgt werden. Im alten Griechenland war die Rose Aphrodite geweiht, der Göttin der Liebe und Schönheit. Einer griechischen Legende zufolge wuchs die erste Rose aus dem weißen Schaum heraus, der Aphrodite bei ihrer Geburt bedeckte. In Griechenland sagt man, daß die rote Rose aus dem Blut ihres geliebten Adonis entstand, nachdem er von einem wilden Eber angegriffen worden war – das Wort »rosa« stammt von dem griechischen Wort »rodon« ab, was »rot« bedeutet:

… das Kronjuwel der Blumen, und das königliche Purpur der Weisen, der Spiegel der Schönheit. Voller Liebe ist sie Aphrodites Dienerin; mit duftenden Blättern, die hell leuchten, wiegt sie sich über dem Laubwerk und badet in dem Lächeln des Zephir.

Achilles Tatios, 139 v. Chr.

Während sich der Rosenkult im gesamten alten Griechenland und darüber hinaus ausbreitete, so breitete sich auch die ihn umgebende Mythologie aus. Eine der ältesten römischen Geschichten handelt von Flora, die den leblosen Körper einer schönen Nymphe, einer Tochter der Dryaden, fand und ihn mit der Hilfe von Venus und den Grazien in die erste Rose verwandelte. Apollo segnete dann die Blume, Bacchus sorgte für den Nektar, Vertumnus für den Duft, während Pomona ihr Frucht gab und Flora sie mit Schönheit krönte. Einer anderen Legende zufolge sagt man, daß die erste Rose ursprünglich weiß war und die roten Varietäten entstanden, als ein Dorn den Fuß der Venus durchstach und ihr Blut die Blütenblätter karminrot färbte.

Obwohl die Rose von vielen frühen Kulturen verehrt wurde, nahm die Anbetung der Rose mit den Römern unübertroffene Ausmaße an. Tatsächlich war keine andere Kultur so wortwörtlich besessen von der Rose wie die des alten Roms ... sie schufen sogar einen Feiertag, »Rosalia«, um ihre Leidenschaft für die Blume zu vervollkommnen!

Rosen wurden bei öffentlichen Zeremonien und Banketten verstreut; Rosenwasser plätscherte in den Brunnen des Herrschers, und in den öffentlichen Bädern floß es; in den öffentlichen Amphitheatern saß die Menge unter Sonnenzelten, die in Rosenparfum getaucht worden waren; die Menschen trugen Rosenkränze im Haar, sie aßen Rosenpudding; ihre Medizin, Liebestränke und Aphrodisiaka enthielten alle Rosen. Kein Bacchanal, die offizielle römische Orgie, war ohne ein Übermaß an Rosen vollständig ... Bei einem Bankett ... gab Nero allein für Rosen eine Summe aus, die 50 000 Pfund entspricht – und einer seiner Gäste wurde unter einer Masse von Rosenblütenblättern begraben.[3]

Im Jahre 220 n. Chr. erwähnt Athenaeus, daß Rosenblätter 20 cm hoch in Cleopatras Privatzimmer ausgestreut waren, als sie Mark Antonius zum ersten Mal traf! In den ersten Jahren des Römischen Reiches wurde die Rose mit Venus, der Göttin der Liebe, assoziiert, aber später, als das Reich verfiel und zugrunde ging, stand sie für Laster und unmoralisches Verhalten. Nach dem Fall des Reiches verdammte die römisch-katholische Kirche die Rose daher als heidnische Blume. Die Kirche verachtete besonders die alte ungläubige Sitte, den Toten Rosenkränze darzubieten:

Wenn sie gesegnet sind, brauchen sie sie nicht – und wenn sie verloren sind, haben sie keinen Gefallen daran![4]

Aber die Rose war kein Bild, welches man aus dem Bewußt-sein der Menschen auslöschen konnte. Die Sitte, den Toten Rosen darzubieten, blieb erhalten, und da die Symbolik der Rose nicht ausgerottet werden konnte, wurde sie allmählich in die frühe christliche Mythologie integriert. Die rote Rose wurde zum Symbol des Blutes Jesu, wobei die fünf Blüten-blätter die fünf Wunden Christi darstellten und ein Zeichen für Märtyrer und Heilige waren. Die Sitte, Kirchen mit Ro-sen zu schmücken und Rosen über dem Eingang zum Beichtstuhl als Emblem der Verschwiegenheit einzugravieren, stammt auch aus der römischen Zeit. Nach der römischen Erzählung gab Amor die Rose als Bestechung dem Gott der Stille, Harpocrates. Seitdem wurde eine Rose über römische Bankett-Tafeln gehängt, um darauf hinzuweisen, daß alles darunter Gesagte streng vertraulich sei – der Ursprung des Ausdrucks »sub rosa«.

Die frühen christlichen Mystiker assoziierten die Rose (be-sonders die weiße Rose) auch mit der Jungfrau Maria und dem Ideal der »Reinheit« und der »göttlichen Liebe«. Die Madonna wird auf Heiligenbildern oft in einem Rosengarten dargestellt. In diesem Fall zeigt die Rose Marias Liebe für das Kind Jesus, tiefergehend allerdings deutet sie auf die Liebe hin, die notwendig ist, um die Leh-re Christi zu nähren. Der Tradition zufolge er-schien die Jungfrau dem Heiligen Dominikus mit einem Kranz aus Rosen, und in Erinnerung an diese Vision wurde der erste Rosenkranz angefer-tigt. Die Rosenkränze bestanden ursprünglich aus 165 getrockneten, vorsichtig aufgerollten Blüten-blättern der Rose und waren mitunter mit Lampenruß als Konservierungsmittel geschwärzt. Eine der ältesten Marien-Hymnen lautet:

Rosenkränze bestanden ursprünglich aus 165 aufge-rollten Rosen-blättern

Frische Rose, reine Rose, keusche Rose,
Ohne Dornen blüht die Rose,

Trägt Früchte, leuchtet rot,
Mehr als eine Rose, weißer als eine Lilie.[5]

Im Laufe der folgenden Jahrhunderte verbreitete sich die Rose immer mehr, da die Kreuzfahrer nach Europa zurückkehrten und neue und alte Varietäten mitbrachten. In der Zeit des Rittertums wurde ein Kranz aus Rosen heldenhaften Rittern für tapfere Taten übergeben, und das Bild der Rose wurde fortan mit den Herrschern assoziiert. Für die königlichen Wappen wurden immer häufiger verschiedene Arten von Rosen benutzt, so zum Beispiel im britischen »Rosenkrieg«, der Fehde im 13. Jahrhundert zwischen dem Hause York (die weiße Rose) und dem Hause Lancaster (die rote Rose). Die Tudor-Rose von Elisabeth I. trug das Motto *Rosa sine spina* (»eine Rose ohne Dornen«), und die wilde Hundsrose *(Rosa canina)* ist noch heute die königliche Blume Englands. Der britische König oder die Königin wird bei der Krönungszeremonie noch immer mit einem »heiligen Öl« gesalbt, welches Rosenessenz enthält und dessen Rezept bis ins 12. Jahrhundert zurückgeht.

Im Mittelalter wurde die Rose natürlich zur Lieblingsblume der berühmten »Troubadoure«, die sie in ihren Liebesgedichten oft besangen:

Jungfrau, darf ich mit Euch in Euren Rosengarten gehen?
Ich führte Euch, süße Geliebte, zu dem Ort, wo die roten Rosen wachsen.[6]

In der Elisabethanischen Zeit wurde die Rose auch als Bild für die Vergänglichkeit der Liebe benutzt, so wie in dem bekannten Vers von Herrick:

»Pflücke die Rose, eh' sie verblüht ...«

Es war in dieser Zeit Mode, einen Blumenstrauß zu benutzen, um die Botschaften des Herzens zu übertragen: Eine rote Rose bedeutete Leidenschaft; eine weiße Rose Reinheit oder Unschuld; eine gelbe Rose stand für Eifersucht oder Unehrlichkeit! Eine einzelne rote Rose wird noch heute als

Zeichen der Liebe überreicht. Es ist bemerkenswert, daß über Tausende von Jahren hinweg die symbolische Bedeutung der Rose praktisch bestehen geblieben ist und noch immer das tiefgründigste und weitreichendste Ideal menschlichen Strebens darstellt:

> *Eine einzelne Rose ist im wesentlichen ein Symbol der Vollendung, des vollkommenen Werkes und der Perfektion.*[7]

Zusammenfassung

Keine andere Blume hat jemals so viel Aufmerksamkeit und Bewunderung erfahren wie die Rose. Und so ist auch ihre Symbolik die komplexeste, die je mit einer Pflanze assoziiert wurde. In fast allen Kulturen ist sie Sinnbild für das Herz, die Seele, die Liebe und Schönheit. Sie war und ist der Mittelpunkt vieler Kulte, Zeremonien und Legenden. Als der Geburtsort der Rosenzüchtung gilt aufgrund alter Überlieferungen Persien.

---

2. Die traditionellen medizinischen Anwendungsbereiche der Rose

Die Rosen wurden seit frühester Zeit medizinisch genutzt. Im alten Persien, der Geburtsstätte der Rose, wurde Rosenwasser als eine Art Allheilmittel angesehen, während mit Rosenblättern angereicherte Öle und Fette bei religiösen Zeremonien und für alle möglichen Balsame benutzt wurden. Eine Paste zermalmter Rosenblätter, die mit Honig vermischt waren, wurde als Heilmittel bei Angina und Tuberkulose eingesetzt, während ein Aufguß getrockneter Blumen als Tee benutzt wurde, um Durchfall und (bei Frauen) Weißfluß zu lindern.

Aus Rosen angefertigte Präparate tauchen auch sehr häufig in der traditionellen chinesischen, indischen, ägyptischen und arabischen Medizin auf. In China werden die Blüten einer sehr stark riechenden Varietät, *Rosa rugosa,* noch immer in Form eines Absuds benutzt und als Blut-Tonikum und als Stimulanz bei träger Lebertätigkeit eingesetzt. Die Blütenblätter werden auch bei Verdauungsstörungen oder Unregelmäßigkeiten der Menstruation benutzt, insbesondere um starke Perioden zu lindern. Ein Rosenextrakt und ein Rosenöl, die aus der *Rosa rugosa* hergestellt werden, benutzt man ebenfalls in China, wie Li Shih-Chen beschreibt:

In der traditionellen chinesischen, indischen, ägyptischen und arabischen Medizin wurde die Rose vielfältig verwendet

Ihr Wesen ist kühlend, ihr Geschmack ist süß mit einer

leichten Bitterkeit, und sie wirkt besonders auf Milz und Leber, indem sie die Durchblutung anregt. Sie wird in Form eines Extraktes bei Blutbrechen verschrieben, und die Blüten werden bei allen Krankheiten der Leber benutzt, um Abszesse zu zerstreuen, und allgemein bei Blutkrankheiten ... Rosenessenz wird durch Destillierung der Blüten der Rosa rugosa *hergestellt. Ihre medizinische Wirkung betrifft Leber, Magen und Blut. Sie vertreibt Melancholie.*[8]

In Indien kann die Rose ebenfalls auf eine lange Geschichte der traditionellen Nutzung zurückblicken. In der Ayurveda-Medizin hält man die *Rosa damascena* für ein regulierendes und belebendes Heilmittel, welches besonders nützlich für das Herz, die Augen und die Haut ist:

Es ist ein mildes Abführmittel und ein Stärkungsmittel; es steigert die Spermaproduktion und fördert die Schönheit der Haut. Es hat einen sowohl süßen wie auch bitteren Geschmack. Es fördert die Verdauung, stellt das Gleichgewicht der »Trodoshas« (primären Eigenschaften) wieder her und ist sehr wirksam bei Blutunreinheiten.[9]

Im alten Ägypten wurde eine Rosensalbe hergestellt, indem man die Blüten in Fett ziehen ließ, um dies dann zur Behandlung von verschiedenen Hautproblemen und als Bestandteil in Kosmetika und Parfums zu benutzen. Rosenöl wurde in Verbindung mit Essig und Chicorée-Saft als wirksames Heilmittel bei Kopfschmerzen angesehen. Es waren allerdings die frühen arabischen Ärzte, die als erste die Destillation des Rosenöls, so wie wir es heute kennen, perfektionierten. Sie setzten das Öl ein, um eine fast endlose Liste von Beschwerden zu bekämpfen, darunter:

... Kopfschmerzen, Sonnen- und Hitzeschlag, »Kater«, Migräne, Stomatitis, Appetitverlust, Gastritis, Magengeschwür, Verstopfung, eitrige Dickdarmentzündung, Hämorrhoiden, Fissuren, Leberkrankheiten, Augenentzündungen, Karies, Opiumvergiftungen, Insektenstiche und Schlangenbisse,

nicht richtig heilende Wunden, Juckreiz und Verbrennungen.[10]

Einst nahm die Rose auch in der westlichen Medizintradition eine vorrangige Stellung ein. Schon im 4. Jahrhundert v. Chr. beschrieb Hippokrates (der »Vater der Medizin«), wie in Anatolien ein duftendes »Rosenöl« hergestellt wurde, indem frische Rosen in Olivenöl aufgeweicht wurden. Außerdem verschrieb er Rosen-Medikamente ausdrücklich in der Gynäkologie und der Geburtshilfe. Anschließend trug im 1. Jahrhundert n. Chr. Dioscurides die erste ausführliche *Materia Medica* zusammen, wobei er sich auf die traditionelle griechische und ägyptische Kräuterkunde stützte – ein Werk, welches weit bis ins 17. Jahrhundert als maßgebend angesehen wurde. In diesem Buch wird die Rose für eine große Bandbreite an Beschwerden empfohlen, wie zum Beispiel Kopfschmerzen, Augen- und Ohrenleiden und Magen- und Darmkrankheiten.

In seiner *Naturgeschichte* behauptete Pliny der Ältere (ein römischer Zeitgenosse von Dioscurides, der im Jahre 76 n. Chr. schrieb), daß die Rose *(R. gallica)* bei der Behandlung von 32 Leiden benutzt werden könnte, wenn sie auf verschiedene Art präpariert würde; zu diesen gehören Entzündungen der Augen, der Ohren und des Mundes, Bauchschmerzen, Zahnschmerzen, Schlaflosigkeit, Wundheilung und die, wie er es nannte, »Reinigung des Geistes«. Pliny beschrieb auch, wie die reichen Römer ihre Bäder mit den Blütenblättern der Rosen füllten, um den Körper jung und verlockend zu erhalten – eine Methode, die auch als Heilung bei einem »Kater« angewandt wurde! Für ein Präparat, welches als *diapasmata* oder »gepudertes Parfum« bekannt war, wurden Blütenblätter getrocknet und dann fein gemahlen auf den Körper gestreut, um die Schweißbildung zu hemmen.

In ganz Europa war die Essig-Rose im Mittelalter die bedeutendste Varietät, die in Klostergärten angepflanzt wurde; die getrockneten Blütenblätter waren für gewöhnlich beim Apotheker erhältlich, daher auch der Name »Apothekerrose«. Die getrockneten Blüten wurden meist als Kraut benutzt, das als Ersatz für Teppiche auf den Boden gestreut, in Potpourris oder als Kräuterheilpflanze benutzt wurde.

Die Rosen wurden tatsächlich auf unzählige und einfallsreiche Weisen verarbeitet: Eine Rosensalbe wurde zur Linderung von Kopfschmerzen benutzt; ein Sirup zum »Trost des Herzens«, Rosenblätter, vermischt mit Minze, wurden als Packung angewandt zur »Beruhigung überhitzter Gemüter«, Aufgüsse von Blättern und Blüten oder in Honig eingenommene Blütenblätter dienten als Heilmittel bei Husten, während eingemachte Rosen bei Leberbeschwerden verschrieben wurden. Rosenessig wurde bei mehreren Leiden empfohlen, wie zum Beispiel Nasenbluten, Verdauungsstörungen, Kopfschmerzen und »Kater«, während Rosenwasser benutzt wurde, um Augenschmerzen zu lindern. Die Wurzeln der wilden Hundsrose *(R. canina)* wurden einst sogar zur Behandlung derer gebraucht, die durch »Bisse rasender Hunde« von der Tollwut heimgesucht worden waren. Rosenöl war ebenfalls von Nutzen:

Im Mittelalter nutzten Ärzte wie Walafried Stabon von Reichenau, Odo von Maine und Arnold von Villanova Rosenöl bei Leiden, die von infizierten Wunden bis zur Diarrhoe reichten. Es wurde auch in verschiedenen Anwendungen als Heilmittel bei Herzkrankheiten angewandt, da es eine herzstärkende Wirkung hat und Herzflimmern reduziert.[11]

Nicholas Culpeper, der bekannte britische Kräuterheilkundige, der im frühen 17. Jahrhundert schrieb, widmete der Rose mehr Raum als jeder anderen Pflanze:

Rote Rosen stärken das Herz, den Magen, die Leber und das Erinnerungsvermögen; sie lindern die Schmerzen, die durch Hitze oder kühle Entzündungen entstehen, fördern

Erholung und Schlaf, erhalten sowohl die Weißen als auch Roten bei Frauen... rotes Rosenwasser kühlt, belebt, erfrischt, stärkt die schwachen und kraftlosen Geister, zu benutzen entweder in Fleischwaren oder Suppen oder um die Schläfen zu waschen, um daran zu riechen, oder um die süßen Düfte aus einem Behälter zu riechen, oder um sie auf ein heißes Feuer zu geben. Es ist von großem Nutzen gegen die Röte und Entzündungen der Augen, wenn man sie und die Schläfen damit wäscht... Rosenöl wendet man an, um Entzündungen oder Schwellungen zu kühlen... auch für kühlende und bindende Salben und Pflaster...[12]

Die Damaszener-Rose war Culpeper zufolge außerdem ein Mittel für den Kopf, da sie aufgrund ihres Duftes belebend auf den Geist wirkt. Gerarde, ein früher europäischer Kräuterheilkundiger (1545–1612), berichtet, daß Rosenwasser »Schlaf bringt, was auch die frischen Rosen selbst durch ihren süßen und angenehmen Duft provozieren«. Robert Lovell, der im späteren 17. Jahrhundert schrieb, widmete der Rose ebenfalls mehrere Seiten, und auch er wies speziell auf die Wirkung ihres Duftes hin:

Oleum rosarum (das Öl der Rosen) ist ein gutes Parfum; ein Tropfen oder zwei erfreuen das Herz, Hirn, Seele und die Lebensgeister.[13]

Es ist eindeutig, daß sich die alten Kräuterheilkundigen darüber einig waren, daß Rosen sehr wertvolle medizinische Wirkstoffe enthalten, die Essig-Rose wurde aufgrund ihrer kühlenden, zusammenziehenden, stärkenden, regulierenden und belebenden Wirkung besonders geschätzt. Dennoch verloren die traditionellen Heilmittel im 18. Jahrhundert an Bedeutung, da sich der Glaube an eine wissenschaftliche Annäherung an die Medizin in der Öffentlichkeit durchsetzte. Chemische Drogen ersetzten die natürlichen Kräuterheilmittel, und die amtlichen Arzneilisten nahmen zunehmend synthetisch hergestellte Ersatzstoffe auf. Im Laufe der folgenden

Jahrhunderte wurde daher der therapeutische Nutzen der Rose allmählich untergraben – zugunsten ihres Nutzens in der Parfumherstellung und ihres rein dekorativen Reizes. Erst im 20. Jahrhundert setzten sich die traditionellen therapeutischen Werte der Rose wieder durch!

Zusammenfassung

Seit frühester Zeit wurden Rosen medizinisch genutzt. Vor allem im alten Persien betrachtete man Rosenwasser als ein wirkungsvolles Heilmittel. Aber auch in der chinesischen, indischen, ägyptischen und arabischen Medizin wurde sie häufig verwendet. Ihr Anwendungsbereich erstreckte sich von der Behandlung von Störungen des Gemüts und des Herzens, Entzündungen bis zu verschiedenen organischen Erkrankungen. Auch wurde sie zur allgemeinen Stärkung gerne eingesetzt; eine zentrale Funktion erfüllte sie jedoch in der Hautpflege und bei der Parfumherstellung.

---

3. Die Rose als Heilmittel im 20. Jahrhundert

Eine Rose ist eine Rose ist eine Rose...

Gertrude Stein, »Ich bin eine Rose«

Trotz ihres reichen traditionellen Erbes als volkstümliches Heilmittel war die Rose zu Beginn des 20. Jahrhunderts fast vollkommen aus der westlichen Medizin verschwunden. 1907 wurde den Rosenanbauern der Provence in Frankreich eine Verfügung der Regierung übermittelt, derzufolge ihre aus Rosen gewonnenen Salben in allen öffentlichen und militärischen Krankenhäusern Frankreichs benutzt werden sollten. In Großbritannien blieb nur die medizinische Verwendung der wilden oder gemeinen Hundsrose *(R. canina)* bestehen. Während des Zweiten Weltkrieges zum Beispiel war es üblich, Kindern Hagebuttensirup zu verabreichen, da er einen hohen Vitamin-C-Gehalt hatte. Zerhackte Früchte werden noch immer gelegentlich als volkstümliches Heilmittel verwendet, und zwar in Form eines Absuds gegen eine Vielzahl von Beschwerden:

> *... zweieinhalb Teelöffel fein geschnittener Frucht pro Tasse Wasser, 10 Minuten gekocht, um den maximalen Vitamin-C-Gehalt zu erlangen, mehrere Male am Tag gegen Verstopfung, Erkältungen, Gallenprobleme und Probleme der Nieren und der Blase; auch als Stärkungsmittel und gegen allgemeine Erschöpfung.*[14]

Die Blütenblätter der roten Rose *R. gallica* waren bis in die

30er Jahre in der *British Herbal Pharmacopoeia*, der amtlichen britischen Arzneimittelliste, aufgeführt, hauptsächlich als mildes Adstringens und um anderen Medikamenten Geschmack zu verleihen. 1983 werden dagegen nur noch die Hagebutten der *R. canina* in Zusammenhang mit Gastritis, Durchfall und gesteigertem Durstempfinden erwähnt und als »Ernährungsergänzung mit einer natürlichen Quelle von Vitamin C, zusammen mit geringeren Mengen an A- und B-Vitaminen«[15]empfohlen. Was ist mit all den althergebrachten Verwendungen der Rose … waren das lediglich »Altweibergeschichten«, oder beruhen sie tatsächlich auf einer soliden wissenschaftlichen Basis?

Während der vergangenen 20 Jahre haben mehrere bulgarische Wissenschaftler die möglichen medizinischen Anwendungen der Rose erforscht, und unzählige Arbeiten wurden insbesondere über das Rosenöl veröffentlicht. Die Ergebnisse haben gezeigt, daß das Rosenöl in vielen Fällen tatsächlich den alten traditionellen Nutzen hat, der ihm zugeschrieben worden ist. Zum Beispiel wurde belegt, daß mit Rosenöl folgendes erreicht werden kann:

- Reduzierung von Bluthochdruck und Herzrhythmusstörungen
- Aufhebung der Wirkung von Isoprenalin (einem alten Medikament gegen Asthma), welches den Herzschlag stimuliert
- Schutz vor Magen-Darm-Geschwüren
- krampflösende Wirkung (lindert Krämpfe und Zuckungen)
- Schutz vor Bronchialasthma (wie bei Meerschweinchen getestet)
- starke antibakterielle Wirkung[16]

Eine Rosensalbe (Rosalin) wurde auch gegen unzählige Mikroorganismen eingesetzt und erzielte herausragende Ergebnisse. Neben einer allgemein beruhigenden und schmerzstillenden Wirkung war die Salbe auch zur Behandlung folgender Fälle außerordentlich hilfreich:

- akute Strahlendermatitis – durch Strahlen-/Röntgentherapie verursachte Dermatitis (trockene Haut oder Verbrennungen)
- verspätete Strahlennekrose – durch Strahlen-/Röntgentherapie verursachte Nekrose (Absterben von Zellen)
- Krebspatienten, die eine Strahlentherapie gemacht haben
- Geschwüre (gute Ergebnisse bei allen von 154 Fällen, bei denen Antibiotika wirkungslos geblieben waren.

Außerdem erwies sich ein Rosenölpräparat (Rosanal), welches in Form von Kapseln mit je 33 mg reinem Rosenöl eingenommen wurde, als wirkungsvoll bei vielen Störungen der gallenproduzierenden Funktion der Leber. In einer klinischen Studie, die in der ehemaligen UdSSR durchgeführt wurde, fand man heraus, daß Rosenöl die Sekretion der Gallenflüssigkeit bei Ratten erhöht; die Studie wies darauf hin, daß Rosenöl auch die Gallenproduktion der Leber beim Menschen anregen kann, insbesondere die Synthese von Gallensäuren, wodurch es bei der Behandlung von verschiedenen Leber- und Gallenblasenleiden hilfreich ist.

In anderen Studien wurde entdeckt, daß Rosenwasser fast die gleichen Eigenschaften wie Rosenöl hat, und wenn man es als Getränk (im Mineralwasser gelöst) zu sich nimmt, hervorragende therapeutische Wirkung zeigt, besonders bei Magen-Darm-Erkrankungen, Nieren- und Leberleiden. In dieser Studie wurde Rosenwasser aufgrund seiner weichmachenden, feuchtigkeitsspendenden, anregenden, zusammenziehenden und desinfizierenden Wirkung ebenfalls sehr als kosmetische Zutat empfohlen. Professor Dietrich Wabner (Leiter der Angewandten Elektrochemie- und Umweltforschungsgruppe der Technischen Universität in München) hat über Jahre hinweg auch die Eigenschaften des

Rosenwasser hat ähnliche therapeutische Eigenschaften wie Rosenöl

Rosenöls und anderer Rosenprodukte erforscht und sich aufs neue den medizinischen und kosmetischen Anwendungsmöglichkeiten zugewandt. Er hat sich besonders auf mögliche Anwendungen des Rosenöls bei der Behandlung von Kopfschmerzen, Migräne, Hautproblemen und Erkältungen spezialisiert, ebenso wie als Heilmittel bei dem Gesichtsherpes verursachenden Herpes-simplex-Virus. In seinem Artikel »Rose Oil: Its Use in Therapy and Cosmetics« (Rosenöl: Sein Nutzen in der Therapie und Kosmetik) vergleicht er den ursprünglichen Gebrauch von Rosenöl mit den Ergebnissen moderner Studien:

Die moderne wissenschaftliche Forschung war in der Lage, einige der medizinischen Eigenschaften der Rosen, so wie sie von den Indern und Chinesen und später von Culpeper und seinen Zeitgenossen angewandt wurden, zu bestätigen ... Ich habe einige der Rezepte, die in der Literatur zu finden sind, selbst ausprobiert, und ich kann viele der Wirkungen des Rosenöls bestätigen ... Ich glaube, daß Rosenöl ein enormes therapeutisches Potential hat.[17]

In seiner Arbeit beschränkte er sich auf die bulgarischen und türkischen Öle *(Rosa damascena)* und fand heraus, daß sie außer einer starken Wirkung auf die Haut auch eine außerordentliche emotionale Wirkung ausüben. Er entdeckte, daß das türkische/marokkanische Rosenöl eine größere betäubende Wirkung hat – und sich als starkes Aphrodisiakum erwies! Er konnte jedoch nicht die Klassifizierung des Rosenöls als ausschließlich »weiblich« oder »Yin« bestätigen, wie die Tradition es charakterisiert:

Die harmonisierende Wirkung des Rosenöls macht deutlich, daß kein ausgesprochener Yin-Charakter zugrunde liegt. Rosenöl weist ein Gleichgewicht von Yin und Yang auf – Entspannung und Stimulation sind gleichermaßen möglich. Das Gleiche gilt für die aphrodisische Wirkung.

Sie ist sexuell nicht stark, aber schafft eine erotische Atmosphäre.[18]

Dies stimmt mit den Forschungsergebnissen des französischen Arztes Gattefossé überein, der erwähnt, daß die Rosenessenz Dr. Marcevals zufolge die Sexualzentren stimuliert und als Aphrodisiakum wirkt. Dr. Gattefossé zitiert ebenfalls Gregoires Arbeit über Froschherzen, in der bewiesen wurde, daß Rosenöl, ebenso wie Neroliessenz und Orangenblütenwasser, ein Beruhigungsmittel ist, welches den Puls deutlich verlangsamt.[19]

Dies deutet darauf hin, daß Rosenessenz einerseits tatsächlich das Gehirn stimulieren kann und belebend wirkt, daß sie aber gleichzeitig die Herzfrequenz und den Blutdruck reduziert und die Nerven beruhigt. Forschungen bezüglich der Wirkung verschiedener Gerüche auf die Stimmung haben auch gezeigt, daß Stimulation und Entspannung keine sich gegenseitig ausschließende Zustände sind. In diesem Zusammenhang kann man die Rose als »Adaptogen« bezeichnen, d. h., sie kann sowohl Stimulation als auch Entspannung steigern. In ihrem bahnbrechenden Werk *The Secret of Life and Youth* (Das Geheimnis von Leben und Jugend) betrachtet Marguérite Maury das Rosenöl auch hauptsächlich hinsichtlich seiner regulierenden Wirkung:

Als bekanntes Aphrodisiakum wird es, verstärkt durch Sandelholz, in der Pharmakopöe der Hindus benutzt. Unsere eigenen Erfahrungen haben uns gelehrt, daß die Rose einen beträchtlichen Einfluß auf die weiblichen Geschlechtsorgane hat. Nicht durch Stimulierung, sondern im Gegenteil durch Reinigung und Regulierung ihrer Funktionen.[20]

Marguérite Maury empfiehlt die Rose auch für alle Arten von kosmetischen Präparaten, besonders für alternde Haut, und verschreibt sie auch als Mittel zur Regulierung des Appetits und Bekämpfung von Magersucht. Sie hat zudem folgendes zur Rosenessenz zu sagen:

Aber die Rose bietet uns vor allem eines: Ein Gefühl des Wohlbehagens, ja sogar des Glücks, und der einzelne wird unter ihrem Einfluß eine gewinnende Toleranz entwickeln.[21]

In der modernen Aromatherapie wird Rosenessenz als mildes Antidepressivum verwendet und besonders bei emotionalem Schock, schmerzlichem Verlust, Trauer und der Behandlung von Melancholie benutzt. Der Schriftstellerin und Aromatherapeutin Patricia Davis zufolge ist sie besonders für Frauen wertvoll, die unter mangelndem Selbstbewußtsein in ihrer Sexualität und unter Frigidität leiden.

Aufgrund ihrer beruhigenden Wirkung auf die Nerven wird die Rosenessenz bei Kopfschmerzen, Migräne, PMS und anderen streßbedingten Problemen empfohlen. Der neueren Forschung zufolge kann der besänftigende, warme und belebende Duft auch dabei helfen, sich zu besinnen.[22]

Die moderne Forschung und die gegenwärtigen therapeutischen Anwendungen von Rosenöl bestätigen immer mehr das traditionelle Wissen. Daher hatte der arabische Arzt Avicenna zweifellos recht, als er im 10. Jahrhundert n. Chr. schrieb:

Rosenöl steigert die Macht des Gehirns und die Schnelligkeit des Geistes.

Zusammenfassung

In der westlichen Medizin spielte die Rose zu Beginn des 20. Jh. kaum noch eine Rolle. Erst in den letzten 20 Jahren beschäftigten sich bulgarische Wissenschaftler wieder mit der Rose, wobei sich ihr Nutzen bei vielen der traditionellen Anwendungsgebiete bestätigte, wie Reduzierung von Bluthochdruck und Herzrhythmusstörungen, krampflösende, wundheilende sowie immunstimulierende Wirkungen. Ebenso konnte nachgewiesen werden, daß Rosenöl auf die Psyche eine stark regulierende Wirkung hat und im Bereich der Sexualität und der Sexualorgane bei Störungen gut eingesetzt werden kann.

4. Anbau, Produktion und Qualitätskontrolle

Rosenöl ist ... unnachahmlich, einzigartig und eine absolute Notwendigkeit.[23]

E s ist schwer zu sagen, wo und wann genau das erste Rosenöl hergestellt wurde. In der Sanskrit-Literatur wird die Methode beschrieben, die im alten Indien angewandt wurde, um durch Aufquellen »Rosensalbe« oder »Öl der Rose« zu machen. Es ist möglich, daß die alten Ägypter eine frühe Form des »Oleum rosarum« herstellten, indem sie einen Kessel mit in Wasser getauchten Rosenblütenblättern über einem Feuer erhitzten und dann das Öl in dicker Wolle auffingen, die über den Kessel gespannt war, während das Destillat verdampfte. Es ist allerdings wahrscheinlicher, daß das »Rosenöl« der Ägypter, wie auch bei den alten Griechen und Römern, nicht das war, was wir heute echtes Rosenöl nennen, sondern eigentlich eine Art Salbe oder Pomade, die hergestellt wurde, indem die duftenden Blütenblätter in Olivenöl (Theophrastus empfahl Sesamöl) oder einer anderen fettigen Grundlage aufgegossen wurde.

Es ist eindeutig, daß die Produktion von Rosenwasser der Herstellung von Rosenöl vorausging, denn schon Aufzeichnungen von 810 v. Chr. zeigen, daß die Provinz Faristan in Persien verpflichtet war, 30 000 Behälter Rosenwasser an Bagdad zu liefern.[24] Faristan und die Gegend um Shiraz scheinen die bedeutendsten Produktionszentren dieser Zeit gewesen zu sein, denn aus diesen Regionen wurden auch beträchtliche Mengen nach Indien, China, Jemen und Ägypten gesendet.

Persien wird auch allgemein als Geburtsort des Rosenanbaus angesehen, und die Legende besagt, daß die Entdeckung der Rosenessenz in diesen berühmten Rosengärten gemacht wurde. Für die Hochzeit der Prinzessin Nour-Djihan mit dem Kaiser Djihanguyr wurden die Brunnen und Kanäle, die den königlichen Garten umgaben, mit Rosenwasser gefüllt. Als die Prinzessin später mit ihrem Mann in dem Garten spazierte, merkte sie, daß sich aufgrund der Sonnenhitze auf dem Wasser ein reichhaltiger, nach Honig duftender Rückstand gebildet hatte. Er wurde abgeschöpft und gesammelt, und dies – so lautet die Geschichte – war die Entstehung der ersten Rosenessenz.

Im 10. Jahrhundert n. Chr. perfektionierte der arabische Arzt Avicenna die Kunst der Destillation. Indem er (höchstwahrscheinlich) die gefüllte Damaszener-Rose für seine Experimente benutzte, produzierte er das erste hochwertige Rosenöl.

Die Rosenart, die heute in Iran (Persien) und Saudi-Arabien angebaut wird, ist die 30blättrige »Rose von Damaskus« oder *Rosa damascena* »Tringintipetala«. Diese Varietät ist auch international die Hauptstütze der Rosenölproduktion. Der Vorteil dieser Varietät ist es, daß sie leicht anzubauen ist und durch einfache Destillation ein qualitativ hochwertiges Rosenöl ergibt. In der arabischen Kultur wird ein Öl, daß durch Destillation gewonnen wurde, bevorzugt, da das Vorhandensein von Alkohol (wie im Fall der Extraktion mit Hilfe eines Lösungsmittels – s. unten) mit dem islamischen Glauben nicht vereinbar ist. Der Hauptnachteil der *R. damascena* liegt daran, daß sie nur einmal pro Saison blüht und die Ernte kaum 40 Tage andauert!

Während der Ernte werden die Blütenblätter vor Sonnenaufgang per Hand gepflückt: Der Ölgehalt ist morgens am höchsten und kann bis zu 30 % sinken, wenn erst später am Tage geerntet wird. Qualität und Ertrag werden sehr von den Wetter- und Lagerungsbedingungen beeinflußt. Insbesondere Feuchtigkeit kann die Blütenblätter beschädigen, daher findet die Destillation innerhalb weniger Stunden nach dem Pflücken statt. Die Art der Destillationsgeräte, die heute in Gebrauch sind, wurde gegen Ende des 19. Jahrhunderts entwickelt, obwohl die zunächst benutzten einfacheren Destillierapparate aus Kupfer durch größere Industrieanlagen aus rostfreiem Stahl ersetzt wurden.

Die meisten modernen Hersteller wenden noch die traditionelle Dampfdestillation an, wobei etwa eine halbe Tonne frisch gepflückter Blütenköpfe mit anderthalb Tonnen Wasser in einem Destilliergerät gemischt wird. Über 2 Tonnen Rosenblütenblätter sind notwendig, um 1 kg ätherisches Öl herzustellen, was auch der Grund dafür ist, daß es eine so teure und hochgeschätzte Ware bleibt. Die Blütenblätter werden dann hydrodestilliert, und das Öl und das Wasser werden gesammelt. Die obere Schicht des Destillats wird durch Dekantation (Umfüllung) getrennt, die zurückbleibende Flüssigkeit (Rosenwasser) wird dann noch einmal separat destilliert. Genaugenommen ist Rosenessenz nicht einfach ein destilliertes Öl, sondern eine Mischung aus dekantierten und wiedergewonnenen Ölen.

Für 1 kg Rosenöl benötigt man 2 Tonnen Blütenblätter

»Trigintipetala« ist auch die Varietät, die in dem bekannten »Tal der Rosen« der südlichen Hänge des Balkans im Zentrum Bulgariens angebaut wird. Während der gesamten bulgarischen Geschichte, vom Osmanischen Reich, der russischen Vorherrschaft und bis hin zur jüngsten Unabhängigkeit, hat die Rose triumphiert. Heute wird das bulgarische Rosenöl aufgrund seines Duftes noch immer als das qualitativ hochrangigste angesehen, und es erfreut sich daher großer Nachfrage zur Herstellung exklusiver Parfumprodukte.

In der Türkei gibt es mindestens 200 industrielle Destillieranlagen zur Herstellung von Rosenöl. Eine der größten türkischen Destillierfirmen, Gülbirlik, ist ein Zusammenschluß von Bauern, der vor etwa 80 Jahren mit finanzieller Unterstützung seitens der Regierung gegründet wurde. Jedes Jahr senden sie, wie die iranische Golab Company, 500 Liter Rosenwasser nach Mekka, wo die heiligen Mauern jeden Tag damit gewaschen werden. Es gibt fünf große Destillateure in der Türkei, die gemeinsam etwa 3 500 kg Rosenöl jährlich produzieren.

Neben Bulgarien, den arabischen Staaten und der Türkei produzieren auch andere Länder wie Rußland, China und Indien Rosenöl, wenn auch in geringeren Ausmaßen. Eine kleine Menge Rosenöl wird auch seit mindestens 150 Jahren in Frankreich hergestellt, bei der eine Varietät der Hundertblättrigen Rose *(Rosa centifolia)* namens »Rose de Mai« benutzt wird. Diese Varietät verhält sich jedoch bei der Destillation nicht so günstig wie die *R. damascena* und wird daher hauptsächlich zur Herstellung eines konkreten und absoluten Öls verwendet (s. unten). Ein absolutes Rosenblattöl wird ebenfalls für bestimmte Verwendungen in Frankreich hergestellt.

Die Hauptquelle für absolutes Rosenöl ist heute Marokko, wo die *Rosa centifolia* benutzt wird. Der Prozeß, der allgemeinhin zur Herstellung von absoluten und konkreten Ölen durchgeführt wird, ist die Extraktion mit Hilfe eines Lösungsmittels oder die »chemische Reinigung«. Hexan (ein Petroleumhydrocarbon) wird am häufigsten benutzt, aber Aceton, Benzen und Methylenchlorid werden auch mitunter verwendet. Bei der Hexan-Extraktion werden die Blüten in dem Lösungsmittel umgerührt, welches

Absolutes Rosenöl wird durch ein Lösungsmittel gewonnen

41

die wesentlichen Bestandteile absorbiert. Das Hexan wird dann verdampft, indem die Lösung auf 60 °C erhitzt wird. Das entstandene konkrete Öl wird dann mit Alkohol versetzt, welches die ätherischen Öle, aber nicht die Wachse und anderen Bestandteile löst. Der Alkohol wird dann durch Destillierung entfernt, indem die Lösung bei 78 °C kocht. Das resultierende Produkt ist eine zähflüssige rötlich-orangenfarbene Masse mit einem süßen, würzig-blumigen langanhaltenden Duft. Es wird in der Parfumherstellung zur Abrundung von blumigen Kompositionen sehr geschätzt.

In den vergangenen Jahren hat der britische Mikrobiologe und Ingenieur Dr. Peter Wilde eine innovative Extraktionstechnik zur Herstellung einer neuen Art absoluten Rosenöls in Großbritannien entwickelt. Indem er ein nichttoxisches Lösungsmittel benutzt, welches nur bei -30 °C flüssig ist, werden alle wesentlichen Bestandteile des Rosenduftes eingefangen, ohne den Verlust einiger der »Hauptnoten« zu verursachen, die bei höheren Temperaturen unweigerlich verschwinden. Dr. Wilde benutzt in seiner Produktion verschiedene »altmodische« Rosen, einschließlich der *R. damascena* »Trigintipetala«, und auch eine Essig-Rose, »Belle de Cresy«, und zwei Bourbon-Rosen, »Madame Isaac Pereire« und »Louise Odier«. Sein komplizierter Niedrigtemperaturapparat war sehr kostspielig, und daher ist auch das Öl teuer. Die Kosten sind auch eines der größten Hindernisse in der Entwicklung einer anderen neuen Technik gewesen: der flüssige, »superkritische« CO_2-Prozeß. In beiden Fällen jedoch ist das gewonnene absolute Öl von bemerkenswerter Tiefe und Reichhaltigkeit. Es ist auch gänzlich frei von unerwünschten Ablagerungen, was normalerweise der Fall bei der Gewinnung von aromatischen absoluten Ölen durch eine Extraktion mit Hilfe von Lösungsmitteln ist, obwohl die eigentliche Menge von Ablagerungen generell minimal ist.

Die Qualität und Zusammensetzung eines Rosenöls (oder

absoluten Rosenöls) kann daher sehr variieren, je nach Ort und Art des Anbaus der Rosen, ihres exakten botanischen Ursprungs und der Art des Extraktionsprozesses. Darüber hinaus hat die Nachfrage nach Rosenöl seitens der Parfumindustrie dazu geführt, daß Generationen von Chemikern versuchen, die einzelnen Bestandteile zu isolieren und eine gute synthetische Imitation oder ein »naturidentisches« Produkt herzustellen. Dies hat sich aus vielerlei Gründen als unmöglich erwiesen, nicht zuletzt aufgrund der komplexen Formel. Rosenöl und absolutes Rosenöl enthalten mindestens 400 verschiedene Bestandteile, von denen einige nicht einmal einen Namen haben! Viele von ihnen sind nur in minimalen Mengen vorhanden, spielen aber eine bedeutende Rolle für den Duft als Ganzes und die Wirkung des hergestellten Rosenöls (oder absoluten Rosenöls).

Dennoch enthalten die meisten Parfums, die sich heute auf dem Markt befinden, synthetische Rosenersatzstoffe, und ein Großteil der kommerziellen Rosenwasser ist »rekonstruiert«. Rosenöl selbst ist auch oft Opfer von Verfälschungen, wobei eine ganze Reihe von Zusätzen benutzt werden. Dies kann derart aussehen, daß es mit anderen Ölen (so wie Palamarosa oder Guajakholz) vermischt oder mit Zutaten wie »Geraniol« oder anderen künstlich hergestellten Chemikalien wie Phenylethylalkohol »verlängert« wird. Da verfälschte oder »naturidentische« Öle das echte Öl in der therapeutischen Anwendung nicht ersetzen können, ist die moderne Spurenanalyse (Gaschromatographie) eine wertvolle Methode, um die Zusammensetzung eines Öles zu untersuchen. Mit Hilfe der Gaschromatographie kann ein ausgebildeter Chemiker Unreinheiten entdecken, indem er die präzise Position des Ausschlags des Graphen abliest, was auf die Menge jedes vorhandenen Bestandteils hinweist. Eine trainierte »Nase ist trotz allem noch ein guter Berater für Qualität«.

Wichtig: Rosenöl und absolutes Rosenöl werden gemeinhin beide als »Rosenöl« bezeichnet, was genaugenommen nicht korrekt ist.

Siehe Appendix B für eine detaillierte Erörterung der chemischen Bestandteile des Rosenöls.

Zusammenfassung

Das Herstellen von Rosenwasser hat eine jahrtausendealte Tradition. Die Methode der Destillation zur Rosenölgewinnung ist jedoch jüngeren Datums, sie wurde im 10. Jh. n. Chr. von dem arabischen Arzt Avicenna perfektioniert. Moderne Hersteller bedienen sich noch immer der traditionellen Dampfdestillation, hierbei sind 2 Tonnen Blütenblätter notwendig, um 1 kg Rosenöl zu gewinnen. Rosenöl und Rosenwasser werden vor allem in Bulgarien, den arabischen Staaten und der Türkei produziert. Das sogenannte absolute Rosenöl, das vor allem aus Marokko stammt, wird mit Hilfe eines Lösungsmittels aus den Blütenblättern extrahiert. Es ist in der Parfümherstellung sehr geschätzt. Qualität und Zusammensetzung des Öls hängen nicht nur von der Rosensorte ab, sondern auch von Ort und Art des Anbaus und der Art des Extraktionsprozesses.

---

5. Zusammenfassung der Eigenschaften und Anwendungsmöglichkeiten von Rosenöl

E s gibt ein altes Sprichwort, welches besagt, daß Rosen gut »für die Haut und die Seele« sind – und vielleicht liegt eine Menge Wahrheit darin! Der reiche blumige Duft der Rose, verbunden mit ihren wertvollen medizinischen Eigenschaften, hat zur Folge, daß sie sich besonders für alle Arten von Kosmetika, Parfums und Toilettenartikeln anbietet.

Aber in dem Bereich psychosomatischer Störungen, wo physische und emotionale Faktoren zusammentreffen, kommt das Rosenöl erst richtig zur Geltung. Professor Dietrich Wabner, der mehrere Jahre mit der Erforschung der Eigenschaften des Rosenöls verbracht hat, sagt dazu:

Für mich ist das Rosenöl ein Heilmittel sowohl für die Haut als auch für die Seele. Es hat eine starke harmonisierende Wirkung, und bekämpft auf diesem Wege alle Arten von Streß.[25]

In der Mythologie wurde die Rose auch immer mit der Seele oder dem Herzen assoziiert – mit Liebe, Sexualität und Frauen. Es sollte daher nicht überraschen, daß die Rose ein traditionelles Heilmittel bei Problemen hinsichtlich der Menstruation, PMS, Menopause und sexueller Schwierigkeiten physischen und emotionalen Ursprungs ist.

Auch wenn das Rosenöl traditionell eine große Bandbreite von Anwendungsmöglichkeiten abdeckt, so können die Hauptgebiete seines Nutzens folgendermaßen zusammengefaßt werden:

- Hautpflege und Parfümerie
- streßbedingte Beschwerden
- Fortpflanzung und Sexualität

Hautpflege und Parfümerie

Seine hervorragenden *antiseptischen, bakterientötenden* und *entzündungshemmenden* Eigenschaften machen das Rosenöl zu einem sehr wertvollen Heilmittel bei allen Arten von entzündeten, gereizten und infizierten Hautleiden, wie zum Beispiel kleinere Schnittwunden, Gesichtsherpes, Ekzeme und jegliche Ausschläge, insbesondere allergisch bedingte. Als mildes (lokales) *Betäubungsmittel* hilft es, Schmerz zu lindern, und da es eine ausgesprochene *vernarbende* (wundheilende) oder *regenerative* Wirkung auf das Zellgewebe hat, ist es besonders hilfreich bei trockener, sensibler oder alternder Haut und hat insgesamt eine *verjüngende* Wirkung.

Rosenöl und Rosenwasser haben darüber hinaus eine *weichmachende, zusammenziehende* und *deodorierende* Wirkung und sind daher wertvolle Zutaten für Gesichts- und Körperlotionen. Obwohl Rosenöl ein exquisites Parfum an sich ist, wird es auch benutzt, um Mischungen von Düften abzurunden, es ist in 45 % der Männer und in 98 % der Frauenparfums zu finden. Diese Faktoren, zusammen mit ihrer *geringen Giftigkeit* und hervorragenden *Eignung für alle Hauttypen*, machen die Rose zu einem idealen Bestandteil der meisten Kosmetika.

Streßbedingte Beschwerden

Rosenöl ist aus einer Vielzahl von Gründen für die Bekämpfung von Streß wertvoll:

- Erstens hat es eine *regulierende* Wirkung auf das Herz und das Gefäßsystem, indem es Bluthochdruck reduziert und Herzrhythmusstörungen oder Herzklopfen normalisiert, während es gleichzeitig als allgemeines Stärkungsmittel für Herz und Gefäße wirkt.

- Zweitens ist es ausgesprochen *krampflösend* und damit hilfreich bei allen Arten von Muskelanspannungen, die durch Streß verursacht wurden. Es hilft, Verdauungsstörungen zu lindern, gleichzeitig verbessert es als *Magenmittel* den Appetit und stärkt den gesamten Verdauungsapparat. Zusätzlich steigert es die Gallenproduktion und ist mild *abführend* und *reinigend*, was sich positiv auswirkt bei Magen-Darm-Beschwerden, Nieren- und Leberleiden, insbesondere Magengeschwüren, Gallensteinen und Verstopfung der Leber.
Wichtig: Die letztgenannten Eigenschaften kommen allerdings besser zur Geltung, wenn Rosenöl oral als Tee oder Tinktur eingenommen wird.

- Drittens hat es eine beruhigende Wirkung auf das Nervensystem und kann als mildes *Sedativum* die Entspannung und den Schlaf fördern.
Durch die dreifache Wirkung der Rose auf das Gefäß- und Nervensystem und auf den Verdauungsapparat, und insbesondere die Art ihrer Wirkung, ist sie besonders bei Streßleiden geeignet, die heutzutage immer häufiger auftreten: nervöse Anspannung, Magengeschwüre, Herzkrankheiten usw.[26]

Aber von gleicher bzw. sogar größerer Bedeutung ist in diesem Zusammenhang die Wirkung, welche die Rose auf psychologischer Ebene ausübt. Ihr Duft wurde schon lange als *»positiv auf den Kopf wirkend«* angesehen, d. h., er hat eine belebende und klärende Wirkung auf den Geist. Dies erklärt auch seine antidepressive Eigenschaft und warum das Rosenöl in der Aromatherapie bei emotionalen Aufregungen empfohlen wird, besonders wenn das Herz betroffen ist, wie bei Trauer, postnataler Depression, Gefühlen des Verlustes, Eifersucht und Beziehungsproblemen.

Fortpflanzung und Sexualität

Liebe ist die Brücke zwischen Sexualität und der Seele... und es ist das Bild der Rose, dem »mystischen Zentrum«, welches die geistliche und weltliche Liebe vereint. Warum wird die Rose in allen Kulturen mit der Göttin der Liebe in jeder Hinsicht assoziiert? Ist es der Duft, die Schönheit ihrer Gestalt, die physischen oder psychologischen Eigenschaften der Rose... oder ist es eine Kombination aus all diesen Faktoren?

Die Rose ist vor allem die Blume der Liebe, sowohl der menschlichen als auch der göttlichen... In dieser einen Blume werden die Urbilder der Madonna und der Hure vereint... Es bringt dem Herz-Chakra Heilung und hilft ihm, sich zu öffnen, wenn Trauer es zur Schließung gebracht hat, aber wo das Chakra schon geöffnet ist, stärkt die Rose seine Energie und ermöglicht der Liebesenergie auszuströmen... Die Rose hat eine gleiche Wesensverwandtschaft mit dem sakralen Chakra, dem Zentrum von Kreativität, Sexualität und Empfängnis. Sie ist ein mildes Aphrodisiakum und erleichtert Kreativität in allen Künsten, aber vor allem indem sie in sich die menschlichen und göttlichen Seiten der Liebe vereint, hilft die Rose, sexuelle Beziehungen zu vergeistigen.[27]

Die reiche Sinnlichkeit der Rose ist besonders in dem türkischen und marokkanischen Rosenöl mit seinem betäubenden Duft und seiner aphrodisierenden Wirkung enthalten. Diese Art von Öl ist besonders hilfreich für Frauen, die unter Frigidität leiden. Gleichzeitig hat Rosenöl auch den Ruf, die Spermaproduktion zu steigern, und kann sehr wohl in Fällen männlicher Impotenz benutzt werden.

Rosenöl hilft auch, den Menstruationszyklus zu *regulieren*, ist ein mildes *Emmenagogum* (fördert den Eintritt der Menstruation) und säubert den Unterleib von Unreinheiten. Im ganzen wirkt es *stärkend auf den Uterus* und kann benutzt werden, um kleinere Beschwerden im Bereich der Genitalien und Harnwege zu behandeln, wie z. B. Weißfluß, Verlust der Spannkraft des Uterusmuskels oder leichter Vorfall des Unterleibes. Früher wurde es sogar benutzt, um Gonorrhö (Tripper) zu behandeln!

Sekundäre Eigenschaften

Realistisch betrachtet ist reines Rosenöl so teuer, daß es unpraktisch wäre, es bei Beschwerden zu benutzen, die man auch auf eine sparsamere Weise bekämpfen könnte. Obwohl es zum Beispiel ein nützliches prophylaktisches Mittel ist, schleimlösende und hustenbekämpfende Eigenschaften bei Erkältungen, Husten, Bronchitis, Halsschmerzen, Kehlkopfentzündungen oder sogar Tuberkulose aufweist, gibt es viele andere (billigere) Heilmittel, die in dieser Hinsicht auch genügen, wie zum Beispiel Teebaum, Eukalyptus oder Salbei.

Früher wurden Aufgüsse der roten Rose aufgrund ihrer bindenden und zusammenziehenden Eigenschaften bei Durchfall, Übelkeit, Erbrechen und Bluthusten oder -erbrechen empfohlen. Andererseits wurde auch die Damaszener-Rose als mildes Abführmittel benutzt und aufgrund ihrer milden abführenden Wirkung bei Verstopfung empfohlen. Solche Anwendungen benötigen jedoch eine interne Einnahme und sind heute ohnehin überholt. Dasselbe gilt für ihre wurmabtreibenden und parasitentötenden Eigenschaften, die beide den Rahmen dieses Buches sprengen würden.

Zusammenfassung

Rosenöl und Rosenwasser haben einen breiten Wirkungsbereich. Die Hauptanwendungsgebiete sind:

Hautpflege – antiseptisch, bakterientötend, entzündungshemmend, wundheilend, schmerzlindernd, adstringierend und deodorierend.

Streßbedingte Beschwerden – krampflösend, stärkend, regulierend

Bei zahlreichen organischen Beschwerden wirkt Rosenöl regulierend und reinigend, insbesondere im Bereich der Sexualorgane. Auch auf psychische Störungen hat es einen positiven, ausgleichenden Einfluß.

6. Methoden des Gebrauchs, Sicherheitshinweise und Lagerung

Reines Rosenöl (oder absolutes Rosenöl) ist sehr teuer – obwohl nicht so teuer, wie oft behauptet wird! Trotz seines Preises stellt das natürliche Rosenöl ein exquisites Parfum und ein wertvolles Heilmittel dar, selbst wenn es in minimalen Mengen benutzt wird. Aufgrund seiner reichen, konzentrierten Beschaffenheit und seines kräftigen, langanhaltenden Duftes, kann es in kleineren Mengen verwendet werden als viele andere ätherische Öle – bis zu einem Zehntel Prozent weniger! Aus diesen Gründen wird das Rosenöl schon in einer Lösung verkauft, und zwar in einem milden Basisöl wie z. B. in fraktioniertem Kokosnußöl. Es ist am besten, ein Öl zu kaufen, bei dem die Lösung deutlich angegeben ist, anstatt ein Produkt, bei dem die genaue Lösung nicht spezifiziert wird. Dies kann dann als Parfum direkt auf die Haut gebracht werden oder zur Herstellung von Hautcremes, Badeölen, Heilmitteln usw. benutzt werden.

> **Die in diesem Buch gegebenen Anleitungen gelten für eine 5%ige Rosenlösung (wenn nicht anderslautende Angaben gemacht werden)**

Anwendungen

Bäder

Geben Sie 15–20 Tropfen Rosenöl (5%ige Lösung) in das Badewasser, nachdem die Wanne gefüllt ist. Entspannen Sie dann mindestens 10 Minuten in dem Bad.

Um Füße oder Hände zu baden, geben Sie etwa 12–16 Tropfen Rosenöl in eine Schüssel oder eine seicht gefüllte Wanne, und baden Sie 5–10 Minuten.

Um ein luxuriöses Badepräparat zu machen, kaufen Sie eine große Menge einfaches Badesalz und füllen es randvoll in einen dekorativen Glasbehälter. Geben Sie bis zu 5 ml Rosenöl (5%ige Lösung) in das Glas, schütteln Sie es vorsichtig, und halten Sie es dann gut verschlossen. Das Salz wird eine blaßrosa Farbe annehmen und einen herrlich feinen Duft verbreiten, wenn Sie es ins Badewasser geben.

Kompresse/Packung

Eine einfache desinfizierende Kompresse kann gemacht werden, indem ein weiches Stück Stoff (Waschlappen) oder ein Wattebausch in eine Wasserschüssel getaucht wird (dampfend heiß oder eiskalt, wie gerade erwünscht), in die vorher etwa 6–10 Tropfen Rosenöl (5%ige Lösung) gegeben wurden. Eine Packung kann gemacht werden, indem man einige Tropfen in eine Masse aus Lehm (Heilerde) oder Kaolin gibt, dies gut vermischt und auf die betroffene Hautpartie aufträgt.

Direkte/unverdünnte Anwendung

Rosenöl (oder absolutes Rosenöl) ist in unverdünnter Form erhältlich, obwohl es sehr viel teurer als das verdünnte Produkt ist. Reines Rosenöl ist sicher direkt aus der Flasche heraus als exklusives Parfum anzuwenden – tragen Sie es mit der Fingerspitze oder einem Wattestäbchen auf. Es kann in minimalen Mengen auch therapeutisch benutzt werden.

Wichtig: Die meisten ätherischen Öle sollten nicht unverdünnt auf die Haut gegeben werden.

Rosen trocknen und Potpourris herstellen

Pflücken Sie die Rosen an einem trockenen Tag, nachdem jeglicher Tau verdampft ist. Wählen Sie Rosen mit langen Stielen und festen, sich gerade öffnenden Blüten aus. Entfernen Sie alle Dornen und unteren Blätter, dann legen Sie sie in Bündeln (3 bis 5 Rosen) zusammen. Um Rosen an der Luft zu trocknen, hängen Sie sie mit den Blütenköpfen nach unten an einem dunklen, trockenen und kühlen Ort auf, wo es genügend Durchzug gibt. Die Rosen werden sich im Laufe von drei oder vier Tagen noch weiter öffnen. Das Trocknen dauert etwa zwei Wochen, was von der Temperatur abhängig ist.

Um Potpourris zu machen, können die Blütenblätter einzeln auf Papier getrocknet werden. Dann geben Sie zu 1 Liter getrockneten Rosenblütenblättern 250 ml grobes Meersalz und bewahren dies 2 Wochen lang an einem trockenen Ort auf, wobei Sie es täglich umrühren. Geben Sie gemahlenes Veilchenwurzel-Puder und 1/4 ml Rosenöl (5%ige Lösung) dazu. Vermischen Sie alles gut, dann verschließen Sie es in einem Krug und lassen es zwei Monate lang reifen.

Obwohl die Rose eine der klassischsten Zutaten ist, können natürlich auch viele andere duftende Zutaten in ein Potpourri gegeben werden. Eine würzige Mischung kann zum Beispiel angefertigt werden, indem man eine Basis von Rosenblütenblättern mit Lorbeerblättern, Zimtstangen, Gewürznelken oder geraspelter Muskatnuß zusammen mit der Veilchenwurzel mischt, bevor es gelagert wird. Andere ätherische Öle können der Mischung auch hinzugefügt werden, um den Duft zu verstärken oder zu erneuern.

Gurgeln und Zahnpflege

Zur Behandlung von Mund- und Zahnfleischentzündungen, wie zum Beispiel Aphten, geben Sie 10–20 Tropfen Rosenöl (5%ige Lösung) in ein Glas warmes Wasser, rühren Sie gut um, dann können Sie damit den Mund spülen und/oder gurgeln.

Inhalation

Geben Sie bis zu 16 Tropfen auf ein Taschentuch, um während des Tages zu inhalieren (oder auf ein Kissen für die Nacht). Bei Atembeschwerden machen Sie eine Dampfinhalation, indem Sie 10 Tropfen Rosenöl (5%ige Lösung) in eine Schüssel mit dampfend heißem Wasser geben. Bedecken Sie Ihren Kopf mit einem Handtuch, und atmen Sie mit geschlossenen Augen 5–10 Minuten tief durch.

Massage

Bevor das Rosenöl für eine Massage auf die Haut gegeben wird, sollte es (wie auch andere ätherische Öle) immer mit einem leichten pflanzlichen Trägeröl vermischt werden, zum Beispiel mit süßem Mandelöl, Jojobaöl oder Traubenkernöl – obwohl auch Sonnenblumen- oder Sojaöl genügt. Da es ein flüssiges Wachs ist, wird Jojobaöl nicht ranzig, ebensowenig wie fraktioniertes Kokusöl – ansonsten sollten ein wenig Weizenkeimöl zu der Mischung gegeben werden, um die Haltbarkeit zu verlängern.

Für eine Massage sollte die Lösung der meisten ätherischen Öle bei etwa 2–3 % liegen. Da jedoch Rosenöl und absolutes Rosenöl sehr konzentriert sind, sind sie immer noch wirksam, wenn sie zu einem Zehntel der Konzentration der meisten anderen Öle benutzt werden. Ein halber Milliliter reines Rosenöl entspricht etwa 10 Tropfen reinem Rosenöl oder 200 Tropfen Rosenöl einer 5%igen Lösung! Wenn Sie 5%iges Rosenöl benutzen, ist es eine nützliche Richtlinie, einfach die gleiche Anzahl von Tropfen hinzuzugeben, wie Sie das Trägeröl in Millilitern messen, um eine 0,25%ige Lösung zu erhalten:

- 200 ml Trägeröl   200 Tropfen Rosenöl (5 %)
- 100 ml Trägeröl   100 Tropfen Rosenöl (5 %)
- 50 ml Trägeröl   50 Tropfen Rosenöl (5 %)
- 1 Eßlöffel (etwa 15 ml) Trägeröl   15 Tropfen Rosenöl (5 %)
- 1 Teelöffel (etwa 5 ml) Trägeröl   5 Tropfen Rosenöl (5 %)

Für eine 0,5%ige Lösung geben Sie zweimal so viele Tropfen zu dem Trägeröl und für eine 1%ige Lösung entsprechend viermal so viele. Rosenöl wird zu Massagezwecken auch häufig mit anderen ätherischen Ölen vermischt, wie zum Beispiel mit Lavendel, Geranium oder Kamille.

Sitzbad

Bei Infektionen im Bereich der Geschlechtsorgane und Harnwege geben Sie 12–18 Tropfen Rosenöl (5%ige Lösung) in eine Schüssel mit warmem Wasser, und waschen Sie die betroffenen Stellen.

Hautpflege: Cremes, Gele, Lotionen, Masken und Öle

Die Menge, die zur Herstellung von Hautcremes, Gelen, Masken und Ölen benötigt werden, entsprechen denen für eine Massage – *s. Seite 54/55*. Ein Rezept für eine grundlegende allergenfreie Creme lautet wie folgt:

- 30 g geschmolzenes Bienenwachs
- 100 ml Pflanzenöl (darin 10 ml Weizenkeimöl)
- 50 ml Blütenwasser (wie z. B. Rosenwasser)

Für die Hautpflege können auch weitere Trägeröle in der Mischung verwendet werden – wie Avokado-, Haselnuß-, Borretsch-, Pfirsich- und Aprikosenkernöl, um unterschiedlichen Hauttypen gerecht zu werden. Heutzutage ist das meiste der käuflich erwerblichen Rosenwasser leider synthetisch. Eine weitere Möglichkeit ist es, 500 g Blütenblätter einer roten Rose in einen mit 500 ml kochendem Wasser gefüllten Kochtopf zu geben. Schließen Sie den Topf mit einem dichten Deckel, und lassen Sie alles 30 Minuten leicht kochen. Abkühlen lassen. Filtern Sie die Flüssigkeit in eine Glasflasche, in der Sie sie gebrauchsfertig lagern können.

Verdampfung

Es gibt heute viele Methoden, um ätherische Öle zu verdampfen: Sie können einen Ölverbrenner aus Terrakotta verwenden, eine elektrische Duftlampe, oder sie können einfach ein paar Tropfen Lavendelöl in eine kleine Schüssel mit heißem Wasser geben und diese auf einen Heizkörper oder irgendeine andere Wärmequelle stellen. Diese Methode ist besonders zur Desinfizierung von Krankenzimmern geeignet oder einfach, um einen Raum zu parfümieren.

Sicherheitshinweise

Rosenöl/absolutes Rosenöl (aus Marokko, Bulgarien, der Türkei) verursacht keine Reizungen, Sensibilisierungen und Lichtempfindlichkeit der menschlichen Haut. Rosenöl ist eines der sichersten ätherischen Öle mit einem geringen Grad an Giftigkeit und ohne Gegenanzeigen der Haut, außer in einem Fall von Sensibilisierung (was aber durch Unreinheiten des absoluten Öls verursacht worden sein kann):

Absolutes französisches Rosenöl war nicht reizend, machte nicht lichtempfindlich, verursachte aber eine sensibilisierte Reaktion bei 25 Testpersonen.[28]

Da Rosenöl jedoch ein mildes Emmenagogum ist, d. h., es fördert den Eintritt der Menstruation, sollte es jedoch (nur um sicher zu gehen) nicht in den ersten vier Monaten einer Schwangerschaft angewendet werden.

Bei Babys, kleinen Kindern und Frauen in einem fortgeschritteneren Stadium der Schwangerschaft sollte man bei der Anwendung aller ätherischen Öle bezüglich ihrer Konzentration besonders vorsichtig sein. Trotz seines geringen Grades an Giftigkeit ist es jedoch ratsam, Rosenöl bei Kindern unter 18 Monaten nicht unverdünnt anzuwenden und es auch während der Schwangerschaft immer zu verdünnen. *Wichtig:* Ätherische Öle dürfen nie innerlich angewendet werden!

Lagerung

Das Rosenöl/absolute Rosenöl sollte in einem luftdicht verschlossenen Behälter aus dunklem Glas gelagert und nicht Licht oder Hitze ausgesetzt werden. Ebenfalls sollte es außerhalb der Reichweite von Kindern aufbewahrt werden. Im Gegensatz zu vielen ätherischen Ölen (besonders den Zitrusölen) verbessert sich die Qualität des Rosenöls mit der Zeit und reift wie ein guter Wein!

Wichtig: **Reines Rosenöl kann auf gewisse Kunststoffe reagieren; Kunststoffbehälter sollte man daher am besten vermeiden.**

Es ist von großer Bedeutung, Rosenöl bei einer allgemein anerkannten Quelle zu beziehen, um ein sicheres und wirksames therapeutisches Ergebnis zu erzielen!

Teil II

Das A bis Z der Anwendungsmöglichkeiten für Gesundheit und Schönheit

> *Wichtig:* **Die in diesem Abschnitt gegebenen Anweisungen gelten für Rosenöl, das zu 5 % in einem leichten Trägeröl (z. B. fraktioniertes Kokusnußöl oder Jojobaöl) verdünnt wurde, wenn es nicht anders vermerkt wird.**

Akne/Unreine Haut

Dieses unansehnliche Hautproblem wird durch eine übermäßige Produktion der Talgdrüsen hervorgerufen und tritt besonders während der Pubertät, der Menopause und zu Zeiten starker hormoneller Veränderungen auf, wie zum Beispiel vor oder während der Menstruation.

Eine sehr fettige und mit Blut überfüllte Haut hat eine rauhe Hautoberfläche zur Folge ebenso wie vergrößerte Poren, Pickel, Pusteln und Mitesser. Schlechte Ernährung, zuwenig Bewegung, mangelnde Hygiene, Streß und andere Gemütsschwankungen können dieses Leiden noch verschlimmern. Größte Sorgfalt in der Hygiene verhindert die Ausdehnung des Leidens.

Obwohl das Rosenöl nicht die beste Wahl zur direkten Behandlung von Pickeln ist, hat es eine beruhigende, heilende und reinigende Wirkung auf die Haut als Ganzes. Rosenwasser ist daher ein wertvoller Zusatz für antiseptische, zusammenziehende Lotionen zur Belebung und Reinigung des Gesichts:

- Um ein Gesichtswasser/Reinigungswasser für unreine Haut herzustellen, mischen Sie 25 ml Zaubernußöl, 75 ml Rosenwasser, 1 Eßlöffel Glycerin, 10 Tropfen Lavendelöl, 10 Tropfen Geraniumöl und 5 Tropfen Bergamotteöl (ohne Bergapten). Gut schütteln! Wenden Sie dies abends und morgens vor einer Feuchtigkeitscreme an.

● Machen Sie sich eine 0,5–1%ige Rosensalbe, indem Sie 10 bis 20 Tropfen Rosenöl (5 %) zu einem Teelöffel Creme oder Gel geben. Wenden Sie dies als reinigende/feuchtigkeitsspendende Behandlung bei unreiner oder gereizter Haut an. *Siehe auch Kapitel 6, Hautpflege.*

● Als zusammenziehenden und belebenden kosmetischen Essig mischen Sie 6 Teile Rosenwasser und 2 Teile Essig zur Stärkung des natürlichen Säureschutzmantels der Haut.

● Weitere Maßnahmen: Unverdünntes Lavendel- oder Teebaumöl kann verwendet werden, um morgens und abends einzelne Pickel mit Hilfe eines Wattestäbchens zu behandeln, oder auch für Bäder und eine Gesichtssauna.

Siehe auch *Hautpflege*

Alternde/Reife Haut

Wenn der Körper älter wird, verlangsamt sich auch die Zellteilung, und die äußere Hautschicht (Epidermis) wird dünner und verliert ihre Spannkraft und Geschmeidigkeit. Das Älterwerden ist unvermeidlich, aber ätherische Öle können viel tun, um die Auswirkungen zu verlangsamen, indem sie die Zellregenerierung fördern. Ein Öl, so wie das der Rose, kann auch helfen, die Haut gesund und geschmeidig zu erhalten, wodurch sie gleichzeitig weniger zu Faltenbildung neigt. Die allgemeinen Lebensgewohnheiten sind natürlich auch von großer Bedeutung: Rauchen, Drogen, schlechte Ernährung, zuviel Sonne, Zentralheizung und Streß können den Alterungsprozeß beschleunigen.

Das Hagebuttenöl, dessen gewöhnlicher Name Rosa Mosqueta ist, hat sich als das wirkungsvollste im Bereich der Zellregeneration erwiesen ... faltige und trockene Haut wurde beträchtlich gelindert und hydratisiert.[29]

● Vermeiden Sie Seifen und Produkte auf Alkoholbasis, welche die Haut austrocknen. Benutzen Sie statt dessen täglich ein Gesichtswasser/Reinigungswasser: Geben Sie jeweils 10 Tropfen Weihrauch- und Lavendelöl und 5 Tropfen Neroliöl zu 75 ml Rosenwasser. Lassen Sie dies bis zu einem Monat stehen, bevor Sie es dann filtern. Geben Sie 25 ml Glyzerin hinzu, und schütteln Sie gut.

- Die regelmäßige Nutzung eines Gesichtsöles oder einer Creme, die Öle enthält, welche die Bildung von neuen Zellen anregt und Falten verhindert, ist äußerst wichtig. Eine grundlegende Mischung für das Gesicht und den Hals läßt sich wie folgt anfertigen: 50 ml Jojobaöl oder Mandelöl, 1 Teelöffel Weizenkeimöl, 10 Tropfen Lavendelöl, 20 Tropfen Rosenöl (5%ige Lösung), 3 Tropfen Neroliöl und 2 Tropfen Weihrauchöl. Ein zusätzlicher Teelöffel eines reichen Trägeröls wie Aprikosenkern-, Avokado-, Haselnuß-, Nachtkerzen-, Pfirsichkern- oder besonders Hagebuttenkernöl kann auch hinzugegeben werden. *Siehe auch Kapitel 6, Hautpflege*

- Um die Faltenbildung um die Augen zu verringern und zu verhindern, ist eine Mischung aus 5 Tropfen Rosenöl (5 %) und 1 Teelöffel Weizenkeimöl (oder Hagebuttenöl), die sie vor dem Schlafengehen auf die Hautpartie um die Augen auftragen, sehr hilfreich.

- Eine sanfte Massage, bei der sie die empfindlichen Partien um die Augen aussparen, regt die Durchblutung an und kräftigt die Gesichtsmuskulatur. Benutzen Sie dafür folgende Mischung: 1 Eßlöffel Jojobaöl (oder süßes Mandelöl) mit 15 Tropfen Rosenöl (5 %).

- Eine wöchentliche Gesichtsmaske trägt auch zur Verjüngung bei. Mischen Sie 2 Eßlöffel Heilerde, 2 Teelöffel flüssigen Honig, 1 Teelöffel Wasser und 15 Tropfen Rosenöl (5 %).

- Weitere Öle, die das Altern der Haut verlangsamen, sind

u. a. Lavendel, Neroli, Weihrauch, Karottensamen, Elemi, Galban, Myrrhe und Patchouli. Siehe auch *Hautpflege*

Amenorrhö (Ausbleiben der Periode)

Das Nichteintreten der Menstruation, eine sehr schwache oder ausbleibende Periode ist zu Beginn der Pubertät oder während der Menopause normal. Dennoch kann es passieren, daß der Zyklus der Frau auch außerhalb der Schwangerschaft zeitweise nicht richtig funktioniert, wobei dies oft auf emotionalen Streß, Schock, hormonelles Ungleichgewicht oder eine ernsthafte Krankheit zurückzuführen ist. Bei Mädchen und Frauen, die unter Magersucht leiden, setzt die Menstruation ebenfalls häufig aus, da es an den Nährstoffen mangelt, die der Körper zur Bildung der Hormone benötigt. Was immer auch der Grund ist, Rosenöl kann hilfreich sein, einen natürlichen Rhythmus zu regulieren und sicherzustellen.

Rosenöl... ist besonders für Frauen wertvoll, deren Menstruationszyklus unregelmäßig und unvorhersehbar ist, indem es hilft, einen vorhersehbaren Rhythmus herzustellen. Dies kann für diejenigen Frauen von großer Hilfe sein, die versucht haben, schwanger zu werden, da es ermöglicht, den Zeitpunkt der Ovulation genauer zu bestimmen.[30]

- Massieren Sie den Unterleib täglich mit 30 Tropfen Rosenöl (5 %) in 1 Eßlöffel Trägeröl, insbesondere während einiger Tage vor Eintreten der Menstruation.
- Benutzen Sie regelmäßig einige Tropfen Rosenöl im Bad und in einem Massage- oder Körperöl – *siehe Seite 54/55* für die Zubereitung von Massageölen.
- Weite nützliche Öle: Schafgarbe, Muskatellersalbei, Majoran, Myrrhe (am besten in Verbindung anzuwenden). Zusätzlich sollten Sie anregende Getränke wie Tee, Kaffee und

Alkohol vermeiden und statt dessen Kräutertees trinken – besonders Himbeer-, Schafgarben- und Hagebuttentee. Siehe auch *Anorexie, Menopause*

Angstzustände

Angstzustände sind heute eines der häufigsten streßbedingten Leiden und zeichnen sich durch Symptome wie erhöhter Blutdruck, Schlaflosigkeit, Herzklopfen und Reizbarkeit aus. Wenn die Angstzustände über längere Zeit hinweg bestehen bleiben, können sekundäre ernsthaftere Krankheiten wie Magengeschwüre und Herzversagen auftreten. Durch die regulierende Wirkung des Rosenöls auf den Verdauungsapparat, das Gefäß- und Nervensystem eignet es sich besonders bei streßbedingten Krankheiten, die oft mit Angstzuständen oder nervöser Unruhe beginnen und später zu Magengeschwüren, Herzleiden usw. führen können.

- Geben Sie 15–20 Tropfen Rosenöl (5 %) in ein warmes Bad am Abend, um Schlaflosigkeit, Rastlosigkeit, Angstzustände und nervöse Unruhe zu verringern.
- Eine regelmäßige professionelle Massage mit den geeigneten Ölen (zum Beispiel Rose, Ylang Ylang, Lavendel und Neroli) können den Grad der Unruhe drastisch reduzieren.
- Für eine Selbstbehandlung mischen Sie 5–10 Tropfen Rosenöl (5 %) mit einem Teelöffel süßem Mandelöl, und massieren Sie damit Hände und Fußsohlen.
- Als beruhigenden Raumduft können Sie Rosenöl in einer Duftlampe verdunsten lassen, oder Sie geben ein paar Tropfen auf ein Taschentuch und inhalieren während des Tages.
- Weitere Maßnahmen: Yoga, Meditation und Psychotherapie. Weitere nützliche Öle: Bergamotte, Neroli, Ylang Ylang, Lavendel.

Siehe auch *Depression, Bluthochdruck, Schlaflosigkeit, Streß*

Anorexie/Appetitlosigkeit

Anorexia nervosa (Magersucht) zeichnet sich durch einen extremen Verlust an Appetit und oft auch durch eine vollständige Aversion dem Essen gegenüber aus, was zu einem dramatischen Gewichtsverlust führt. Dieses gefährliche Leiden, welches am häufigsten bei jugendlichen Mädchen auftritt, wird hauptsächlich durch psychologische Probleme ausgelöst und muß von einem Psychotherapeuten behandelt werden. Dennoch empfehlen Patricia Davis und die französischen Ärzte Marguérite Maury und Dr. Lecleric Rosenöl aufgrund seiner physisch und emotional stärkenden Eigenschaften besonders für junge Mädchen, die an Anorexie leiden.

Sehr oft hat ein Mädchen, das unter Anorexie leidet, Angst vor dem Erwachsenwerden, und sie kann sich nicht mit ihrer eigenen Sexualität und der Tatsache, den Körper einer erwachsenen Frau zu haben, abfinden. Die Benutzung von Rosenöl drängt sich in diesem Fall auf. Es steht mit der Sexualität einer Frau in jeder Hinsicht in Verbindung, physisch und emotional, und schafft ein wunderbares Gefühl, verwöhnt zu werden, was auch eine große Hilfe für die Wiederherstellung des Selbstvertrauens ist.[31]

- Benutzen Sie Rosenöl für Bäder, Massagen, in Duftlampen und als Parfum.
- Fenchel-, Anis, Minz- und Rosenblätter-/Blütenblättertee sind bei dieser Krankheit auch besonders wertvoll.

Aphten

Dieser Mundausschlag zeichnet sich durch kleine offene Bläschen aus, die sich auf der Schleimhaut im Mund, auf der Zunge, dem Zahnfleisch, den Lippen oder Wangen entwickeln. Die Mitte ist weiß mit einem entzündeten roten

Rand, der auf Berührung empfindlich reagiert. Ihre genaue Ursache ist unbekannt, wenngleich sie durch eine kleine Virusinfektion oder eine Reaktion auf bestimmte Nahrungsmittel ausgelöst werden könnten. Auf alle Fälle besteht eine Neigung zur Bildung von Aphten eher dann, wenn der Körper erschöpft oder gestreßt ist.

- Tragen Sie Rosenöl (5 %) mit einem Wattestäbchen direkt auf die Bläschen auf.

- Weitere Maßnahmen: Teebaumöl ist auch ein wirksames Heilmittel bei Aphten und wird auf die gleiche Art verwendet – allerdings mögen gerade Kinder seinen Geschmack nicht. Zusätzlich sollten Sie Alkohol und sehr würzige oder säurehaltige Speisen vermeiden; trinken Sie viel Wasser, und essen Sie viel frisches Obst und Gemüse.

Asthma

Asthma zeichnet sich durch Keuchen und Kurzatmigkeit aus, tritt oft in der frühen Kindheit auf und endet mit der Pubertät. Es ist gewöhnlich erblich bedingt, und wie bei vielen allergischen Leiden kann ein Anfall durch eine Vielzahl von verschiedenen Faktoren ausgelöst werden: u. a. Ernährung, Kontakt mit Allergenen (z. B. Staub, Politur, Haarspray oder Federn), klimatische Gegebenheiten (insbesondere Feuchtigkeit), anstrengende körperliche Tätigkeit und/oder zugrundeliegende seelische Probleme. Man kann vieles tun, um Asthma zu lindern, wenn die Ursache des Anfalls und die Gesetzmäßigkeiten der Krankheit bekannt sind. Als entspannendes und krampflösendes Mittel ist Rosenöl bei Asthma sehr hilfreich, insbesondere wenn es mit einer Massage verbunden wird. Als vorbeugende Maßnahme kann es verhindern, daß die Anfälle so häufig auftreten. Die Forschung hat gezeigt, daß die krampflösende Wirkung des Rosenöls vor Bronchialasthma bei Meerschweinchen schützt.[32]

- Vermischen Sie 15–30 Tropfen Rosenöl (5 %) mit einem Eßlöffel süßem Mandelöl, und massieren Sie den Rücken mit langen, ausladenden Bewegungen, wobei Sie am unteren Ende der Wirbelsäule beginnen, sich nach oben über die Schultern vorarbeiten und dann an den Seiten wieder nach unten gleiten.
- Als allgemein vorbeugende Maßnahme tragen Sie Rosenöl als Parfum, benutzen Sie es zu Hause in Duftlampen und für Bäder.
- Weitere nützliche Öle: Lavendel, Weihrauch, Geranium, Kamille.

Babys

– Siehe *Kinder*

Bindehautentzündung

Bindehautentzündung ist eine der am häufigsten auftretenden Augeninfektionen. Sie wird durch eine Entzündung der Schleimhaut hervorgerufen und beruht auf einer Allergie, Bakterien, einem Virus oder einer äußerlichen Reizung. Die Augen werden rot, schmerzen und sondern eine gelblich-weiße klebrige Masse ab. Morgens können die Augen regelrecht »zugeklebt« sein.

- Ein in Rosenwasser getränkter Wattebausch wirkt hervorragend beruhigend und antiseptisch, wenn er auf die geschlossenen Augenlider gelegt wird.

> *Wichtig: Unverdünnte ätherische Öle sollen NIE in die Nähe oder in Kontakt mit den Augen gebracht werden. Die Augen sind äußerst empfindliche Organe, und nur sehr geringfügige Augenleiden sollten zu Hause behandelt werden.*

Blepharitis

Dies ist eine Krankheit, die sich durch die Entzündung der Lidränder auszeichnet und die Augen geschwollen erscheinen läßt.

Die Blütenblätter der Rose und sogar ihr grünes Laub sind eines der besten Mittel, die für schwache oder entzündete Augen zu haben sind; denn für eine Packung sind sie immer nützlich. Wenn unsere jungen Leute gelegentlich ihre Augen in einem Aufguß von Rosenblättern, entweder wild oder gezüchtet, badeten, nach ihren ermüdenden Studien, wäre das Tragen von Brillengläsern ein weitaus seltener Anblick, als er es nun ist.[33]

- Ein in Rosenwasser getränkter Wattebausch wirkt herrlich beruhigend, wenn er äußerlich auf die Augenlider gehalten wird, womit dies zu einer Alternative der oben beschriebenen traditionellen Packung wird.

Blutergüsse

Ein Bluterguß deutet darauf hin, daß das Gewebe unterhalb der Hautoberfläche infolge eines Stoßes oder Druckes auf diese Stelle beschädigt wurde. Die Anwendung von Rosenöl reduziert die Entzündung, heilt das Zellgewebe und beschleunigt den Heilungsprozeß.

Blutergüsse können mit einer Mixtur aus 30 Tropfen Rosenöl und 10 ml Jojobaöl behandelt werden ... Auch eine Mixtur von Lavendelöl und Rosenöl in einem Verhältnis von 10:1 kann angewendet werden.[34]

- Legen Sie eine kalte Kompresse mit Rosenwasser zur Linderung der Entzündung auf, und tupfen Sie dann 1 oder 2 Tropfen Rosenöl (5 %) direkt auf die betroffene Stelle.
- Unverdünntes Lavendelöl oder Teebaumöl und Arnikasalbe sind auch sehr nützliche Heilmittel bei Blutergüssen.

Bluthochdruck (Hypertonie)

Viele Leute leiden heutzutage an erhöhtem Blutdruck, denn er ist eine häufige Nebenwirkung des schnellen Lebens im 20. Jahrhundert. Streß, schlechte Ernährung, zuviel Alkohol und Arteriosklerose (Verdickung und Verhärtung der Arterienwände) können zu diesem Leiden beitragen, das auf lange Sicht zu einem ernsthaften Nierenleiden oder einem Herzversagen führen kann. Es ist daher von größter Bedeutung, den Blutdruck so schnell wie möglich zu senken und die Ernährungsgewohnheiten, den Lebensstil, Ziele usw. neu einzurichten. Es wurde ebenfalls bewiesen, daß sich Aromatherapiemassagen besonders wirksam bei der Herbeiführung von Veränderungen zeigten:

- Falls es möglich ist, nehmen Sie sich einmal wöchentlich die Zeit für eine regelmäßige professionelle Massage, bei der eine Mischung aus entspannenden Ölen, einschließlich Rosenöl, benutzt werden sollte. Selbstmassagen oder Massagen durch den Partner oder einen Freund sind auch hilfreich.

- Geben Sie 15–20 Tropfen Rosenöl (5 %) ins Badewasser, auch in Verbindung mit anderen entspannenden Ölen wie Ylang Ylang, Kamille, Majoran oder Lavendel. Benutzen Sie Rosenöl regelmäßig zu Hause oder im Büro in einer Duftlampe, um während des Tages zu inhalieren, oder tragen Sie es als Parfum.
- Weitere Maßnahmen: Yoga, Meditation und Psychotherapie/Beratung; reduzieren Sie anregende Stoffe wie Tee, Kaffee und Alkohol.

Siehe auch *Angstzustände, Herzklopfen, Streß*

Depressionen

Depressionen können viele Formen annehmen: Die Krankheit wird oft mit Mangel an Energie und Lustlosigkeit in Verbindung gebracht, kann aber auch von Ruhelosigkeit und Aufregung begleitet sein, und manchmal von beiden abwechselnd. Rosenöl wird aufgrund seiner positiven Wirkung auf das Gemüt seit langem benutzt, um Depressionen zu lindern. Als Stärkungsmittel für das Herz ist es auch besonders hilfreich für diejenigen, die mit schwierigen Lebenssituationen fertig werden müssen, wie zum Beispiel Gefühle der Trauer, des Verlustes oder der Angst.

- Geben Sie 15–20 Tropfen Rosenöl (5 %) ins Badewasser – am besten in Verbindung mit anderen antidepressiv wirkenden Ölen, wie Bergamotte-, Jasmin- oder Neroliöl.
- Eine regelmäßige professionelle Massage mit einer Mischung von antidepressiven Ölen einschließlich Rosenöl kann Entspannung und ein Gefühl von Selbstwert und

Wohlbefinden fördern. Die Forschung hat gezeigt, daß die Methode der Synergie, d. h. des Zusammenwirkens von Geruch und Berührung, eine überaus stärkende und ermutigende Auswirkung auf die Psyche hat.

● Für einen erbauenden/beruhigenden Raumduft benutzen Sie Rosenöl in einer Duftlampe oder als Parfum.

● Weitere Maßnahmen: Yoga, Meditation und Psychotherapie/Beratung. Weitere ätherische Öle sind u. a. Bergamotte-, Neroli-, Jasmin-, Melissen- und Lavendelöl.

Siehe auch *Angstzustände, Streß*

Dermatitis und Ekzeme

Dermatitis und Ekzeme sind allgemeine Bezeichnungen für verschiedenartige Entzündungen oder Reizungen der Haut, die sich durch Rötungen, schuppige Haut, Ausschläge und Juckreiz auszeichnen, was wiederum zu Blasen, nässenden Wunden und Schorfbildung führen kann. Die Ursache des Problems kann unterschiedlich sein, obwohl viele Formen der Dermatitis mit der vererbten Neigung zu Allergien zusammenhängen, insbesondere gegenüber bestimmten Lebensmitteln (hauptsächlich Milch- oder Weizenprodukte). Eine andere Form, unter der Bezeichnung Kontaktdermatitis bekannt, entsteht durch Hypersensibilität der Haut gegenüber äußeren Reizstoffen wie eine bestimmte Sorte Waschmittel, Kosmetik, Staub, Wolle oder eine andere Substanz. Es ist oft sehr schwierig, die Ursache zu erkennen, da die Reaktion einige Zeit nach dem Kontakt auftreten kann oder die Haut plötzlich auf eine vertraute Substanz allergisch reagiert. In allen Fällen wird eine allergische Reaktion jedoch durch Streß oder andere emotionale Schwierigkeiten verstärkt oder sogar ausgelöst.

Wichtig: Es könnte notwendig sein, verschiedene ätherische

Öle und Arten der Behandlung auszuprobieren, um dem individuellen Charakter dieser Hautprobleme gerecht zu werden.

- Stellen Sie ein 0,5–1%iges Rosengel oder eine nicht fettende Creme her, indem Sie 10–20 Tropfen Rosenöl (5 %) zu 1 Teelöffel eines milden hypoallergenen Gels oder einer Creme geben. Behandeln Sie die betroffenen Stellen zweimal täglich damit.
- Geben Sie regelmäßig 15–20 Tropfen Rosenöl (5 %) ins Badewasser.
- Weitere Maßnahmen: Versuchen Sie die Ursache der Reizung zu orten und zu vermeiden; erkennen und verbessern Sie die emotionale Situation soweit wie möglich; die ätherischen Öle von Kamille, Teebaum, Melisse, Lavendel, Neroli und Bergamotte (ohne Bergaphten) sind zur Behandlung dieser Hautprobleme ebenfalls hilfreich – entweder allein oder in Verbindungen.

Siehe auch *Hautpflege*

Ekzeme

– Siehe *Dermatitis*

Empfindliche Haut

Wenn Sie eine empfindliche Haut haben, ist es wichtig, alle möglichen Reizstoffe (wie auf Lanolin oder Alkohol basierte Toilettenartikel) zu vermeiden und nur die mildesten Essenzen zu benutzen: Rose, Kamille, Lavendel, Jasmin und Neroli eignen sich am besten.

- Vermeiden Sie scharfe Seifen oder Produkte, welche die Haut austrocknen. Benutzen Sie statt dessen täglich ein natürliches Gesichtswasser/Reinigungswasser: Geben Sie jeweils 10 Tropfen Rosen- und Lavendelöl und 5 Tropfen Kamillenöl zu 75 ml Rosenwasser. Lassen Sie dies 1 Monat stehen, um es dann zu filtern. Dann geben Sie 25 ml Glyzerin hinzu und schütteln es gut.

- Um der Haut täglich Feuchtigkeit zukommen zu lassen, geben Sie 10 Tropfen Rosenöl (5 %) zu 1 Teelöffel Jojoba-, Aprikosen- oder Pfirsichkernöl oder zu einer nichtallergenen Creme oder Lotion.

Siehe auch *Hautpflege*

Erkältungen

– Siehe *Infektionskrankheiten*

Falten

– Siehe *Alternde/reife Haut*

Frigidität

– Siehe *Sexualprobleme*

Geburt

– Siehe *Schwangerschaft* und *Geburt*

Gefäßerweiterung (im Gesicht)

Gefäßerweiterungen werden von Durchblutungsproblemen verursacht, wobei sich die Kapillarwände weiten oder dehnen, was wiederum zu feinen roten Linien unter der Haut der Wangen führt und dem Gesicht ein rötliches Aussehen verleiht. Das Problem betrifft hauptsächlich Personen mit einer hellen, feinen oder empfindlichen Haut, obwohl es auch ein Zeichen von Alterung sein kann. Rosenöl ist aufgrund seiner stärkenden und zusammenziehenden Wirkung ein hilfreiches Mittel zur Bekämpfung von Gefäßerweiterungen oder »zerbrochenen« Kapillaren – aber man benötigt Durchhaltevermögen.

- Legen Sie beruhigende Kompressen mit Rosenwasser auf die Wangen auf. Mischen Sie 1 Eßlöffel Hagebuttenkernöl (oder eine hypoallergene Creme) und 30 Tropfen Rosenöl. Massieren Sie damit zweimal täglich sanft die betroffenen Hautpartien.
- Weitere Maßnahmen: Kamillen- und Karottensamenöl sind ebenfalls hilfreich bei diesem Leiden; vermeiden Sie zu starkes Sonnenlicht und extreme Hitze und Kälte; der Genuß von Alkohol, Kaffee und Tee sollte auf ein Minimum reduziert werden.

Gesichtsherpes

Der Gesichtsherpes ist eine Art Entzündung mit Bläschen, die in der Regel auf den Lippen oder im Gesicht erscheinen, und wird durch den Virus *Herpes simplex 1* verursacht. Die Krankheit ist ansteckend und kann sehr leicht auf andere Hautpartien und Menschen übertragen werden. Einige Menschen neigen oft zu Gesichtsherpes, besonders wenn sie erschöpft sind oder kaltem Wind oder der heißen Sonne ausgesetzt waren.

Die Wirkung von Rosen-/Melissenöl (Verhältnis 1:2) auf den Herpes zoster und den Herpes simplex kann bestätigt werden. Das Öl ist rein, also nicht als Lösung aufzutragen. Eine zwei- oder dreimalige Anwendung hat das Verschwinden der Krankheit in ein oder zwei Tagen zur Folge.[35]

- Tragen Sie reines Rosenöl direkt auf die betroffene Stelle auf – ein Trägeröl verhindert in diesem Fall die Heilung.

- Teebaumöl (und in einem geringen Maße Lavendelöl) sind auch sehr wirksame Heilmittel bei Herpesviren, einschließlich Windpocken und Gürtelrose *(Herpes zoster)* ebenso wie genitalem Herpes *(Herpes simplex II)* – und sind außerdem günstiger in der Anwendung, besonders wenn größere Hautpartien betroffen sind.

Hämorrhoiden

Hämorrhoiden sind geschwollene Venen in den Wänden des Afters; sie können innen oder außen auftreten. Sie lösen meist einen Juckreiz aus, schmerzen und können bluten – in ernsten Fällen kann eine Operation notwendig werden. Eine sitzende Tätigkeit, Übergewicht, Schwangerschaft, Verstopfung und schlechte Ernährung können zu diesem Leiden beitragen. Rosenöl lindert den Juckreiz, und aufgrund seiner stärkenden und zusammenziehenden Eigenschaft bewirkt es eine Rückentwicklung der blutüberfüllten Venen zu ihrem Normalzustand.

- Tragen Sie Rosenöl (5 %) je nach Notwendigkeit direkt auf die betroffene Stelle auf.

- Weitere Maßnahmen: Geben Sie ein paar Tropfen Zypressenöl in das Badezimmer; die Anwendung von Zaubernußlotion ist bei Hämorrhoiden ebenfalls eine wirksame Behandlung.

Siehe auch *Krampfadern*

Hautpflege

Der Zustand der Haut sagt etwas über den allgemeinen Gesundheitszustand der Person aus. Eine entspannte Haltung zusammen mit einer ausgeglichenen Ernährung, genügend Bewegung und tägliches Trinken von viel Quellwasser oder Kräutertee helfen, den Organismus in bester Form zu erhalten. Eine stressige Lebensweise dagegen und zuviel Kaffee, Tee und Alkohol wirken sich auf die Haut aus, die unter diesen Umständen matt und leblos aussehen kann.

Das Erscheinungsbild der Haut hängt auch von den verwendeten Hautpflegeprodukten ab. Produkte mit Mineralöl oder Lanolin werden von den unteren Hautschichten, wo die neu entstehenden Zellen optimale Versorgung benötigen, nicht aufgenommen. Auf Alkohol basierende Produkte trocknen die Haut aus und können Reizungen verursachen wie auch viele andere synthetische Zusätze. Dagegen sind natürliche Pflanzenöle, Wachse und Cremes zusammen mit sorgfältig ausgesuchten ätherischen Ölen ideale kosmetische Mittel, da sie sehr gut in die Haut eindringen, die kleinen Kapillaren in den tiefergelegenen Hautschichten erreichen und so die Haut »von innen heraus« verjüngen.

Rosenöl ist eines der nützlichsten Hautpflegeöle, denn obwohl es gute antiseptische Eigenschaften hat, ist es sehr mild zur Haut. Es ist ebenfalls ein hervorragendes vernarbendes (wundheilendes) Öl, welches die Gewebe- oder Zellregeneration fördert und Narbenbildung verhindert. Gerade diese Eigenschaften machen es zu einem wertvollen Öl für die Behandlung einer großen Bandbreite von speziellen Hautproblemen.

Rosenöl und Rosenwasser werden seit Jahrhunderten als Zutaten in Kosmetika verwendet, und ihre Wirkungen wurden immer wieder gründlich untersucht. Sie sind für alle Hautarten geeignet, insbesondere für trockene, empfindliche und alternde/reife Haut. Zusammen mit Hagebuttenkernöl ist es auch eines der wirksamsten Öle zur Behandlung von Narben und Schwangerschaftsstreifen. Unterschiedliche Hauttypen benötigen eine besondere, abgestimmte Pflege, aber ein gutes, grundlegendes, regelmäßiges Hautpflegeprogramm sieht wie folgt aus:

Jeden Abend:

- Entfernen Sie das Make-up, sofern Sie eines tragen, mit einem leichten Öl oder einer milden Creme.
- Reinigen Sie das Gesicht und den Hals mit einem Gesichtswasser/Reinigungswasser, das auf Ihren Hauttyp abgestimmt ist.
- Tragen Sie eine für Sie passende Feuchtigkeitscreme oder Nachtcreme auf.
- Tragen Sie eine feuchtigkeitsspendende Augencreme, -lotion oder ein Gel auf.
- Machen Sie mindestens einmal wöchentlich eine Maske mit natürlichen Zutaten (siehe *Alternde/Reife Haut*).

Jeden Morgen:

- Reinigen Sie das Gesicht und den Hals mit Ihrem Gesichtswasser/Reinigungswasser.
- Tragen Sie eine Feuchtigkeitscreme auf und dann bei Bedarf das Make-up.

Für die Behandlung bestimmter Hauttypen siehe *Akne/Unreine Haut, Alternde/Reife Haut, Dermatitis und Ekzeme, Trockene/Rissige Haut, Narben, Empfindliche Haut* und Gefäßerweiterung

Herpes

– Siehe *Gesichtsherpes*

Herzklopfen

Dies ist ein allgemein gebräuchlicher Terminus zur Bezeichnung eines unregelmäßigen Herzschlages, d. h. entweder ein »Aussetzen« oder ein schnelles »Herzrasen«. Es kann durch körperliche Betätigung hervorgerufen werden, wird aber gewöhnlich mit Bluthochdruck oder Streß in Verbindung gebracht; es tritt besonders häufig während der Menopause auf. Rosenöl hat eine stärkende und gleichzeitig doch beruhigende Wirkung auf das Herz und kann helfen, das physisch oder emotional verursachte Herzklopfen zu lindern.

- Inhalationen mit Rosenöl können helfen, ein schnell schlagendes Herz zu beruhigen, obwohl das Öl des Ylang Ylang als das hilfsreichste bei Herzklopfen angesehen wird.
- Regelmäßige aromatische Bäder und Massagen mit Rose, Ylang Ylang, Lavendel, Neroli oder Kamille (einzeln oder in Verbindungen) können auch dazu beitragen, Streß und Angstzustände – oft die Auslöser für Herzklopfen – abzubauen.

Siehe auch *Bluthochdruck, Menopause, Streß*

Heuschnupfen

Viele Leute leiden unter einer allergischen Reaktion auf gewisse Arten von Pollen (oder Sporen), die in den Sommermonaten freigesetzt werden. Die Augen, der Hals und die Schleimhäute in der Nase sind davon in der Regel betroffen, was zu schmerzenden oder tränenden Augen, Kopfschmerzen, Niesen und einer verstopften oder laufenden Nase führt. Rosenöl ist bei allen allergischen Reaktionen geeignet, insbesondere da es äußerst mild zur Haut ist. Es wird auch gerade für entzündete Schleimhäute empfohlen und hilft, Kopfschmerzen zu lindern. Rosenwasser eignet sich vorzüglich zur Linderung von Augenschmerzen.

Wichtig: Die Erfahrung hat gezeigt, daß oftmals zwei oder drei Öle (siehe die unten aufgeführten) abwechselnd oder in Verbindung benutzt werden sollten, um den an Heuschnupfen Leidenden die bestmögliche Erleichterung zu verschaffen.

... eine Creme für trockene Schleimhäute in der Nase (Bulgarische Rose in Eucerit) ist sehr hilfreich.[36]

- Tragen Sie Rosenöl als Parfum, oder geben Sie ein paar Tropfen (zusammen mit anderen Ölen) auf ein Taschentuch für den Gebrauch während des Tages. Benutzen Sie es zusätzlich in Duftlampen und Bädern.

- Eine regelmäßige Massage mit Rosenöl, besonders in Verbindung mit Kamille und Melisse, kann sehr hilfreich sein und die Häufigkeit oder Ausmaße eines Anfalles mildern – s. Seite 54/56 bezüglich der Herstellung eines Massageöls.

- Bei schmerzenden, roten Augen (oder Nase) legen Sie eine kalte Kompresse mit Rosenwasser auf (nicht mit dem ätherischen Öl).

- Zusätzliche Maßnahmen: Kamille und Melisse helfen ebenfalls bei der Bekämpfung von Heuschnupfen; eine große Menge an Vitamin C kann dabei helfen, die Ausmaße eines Anfalls zu kontrollieren; in manchen Fällen wirkt es auch vorbeugend, viel vor Ort produzierten Honig zu essen (da sich die Bienen von den Pollen der nahegelegenen Vegetation ernähren).

Hitzepickel/Verbrennungen

Aufgrund seiner hervorragenden beruhigenden, heilenden und schmerzstillenden Eigenschaften kann Rosenöl bei Hitzepickeln, roter und wunder Haut sofortige Linderung verschaffen – es kann auch die Bildung von Bläschen verhindern. Die Forschung hat gezeigt, daß in einer Salbe benutztes Rosenöl zur Behandlung von Strahlendermatitis, ausgetrockneter oder durch Strahlentherapie »verbrannter« Haut sehr hilfreich ist (s. Seite 33):

Krankenhauswasser mit hinzugefügten Weichmachern können trockene Haut verursachen, aber Kamille, Rose, Geranium und Neroli haben alle eine beruhigende Wirkung, wenn sie zu einem Basisöl oder einer homöopathischen Calendula-Creme hinzugegeben werden. Das Einverständnis des Arztes muß bei jeder Anwendung auf der einer Strahlentherapie ausgesetzten Haut eingeholt werden.[37]

- Stellen Sie sich eine beruhigende Creme her, der 0,5–1 % Rosenöl hinzugefügt wird, d. h. 10–20 Tropfen Rosenöl (5 %) zu 1 Teelöffel Creme. Tragen Sie sie vorsichtig auf.

- Für größere Hautflächen machen Sie sich eine Lotion mit 12 Tropfen Lavendelöl (oder Teebaumöl) in 1 Eßlöffel Rosenwasser. Schütteln Sie gut, und betupfen Sie die Hautpartie vorsichtig.

- Kamillen-, Lavendel- und Teebaumöl sind auch sehr wertvolle Öle zur Behandlung von Hitzepickeln und Verbrennungen.

Hypertonie

– Siehe *Bluthochdruck*

Immunsystem (Stärkung)

Viele ätherische Öle, einschließlich Rosenöl (aber besonders Teebaumöl), stärken das Immunsystem und können dem Körper helfen, eine Infektion abzuwenden oder sie zu bekämpfen:

1. indem sie direkt die drohenden Mikroorganismen angreifen,
2. indem sie die Tätigkeit der betroffenen Organe und Zellen anregen und steigern,
3. indem sie den Widerstand aufbauen und das Immunsystem als Ganzes fördern.

Die Menschen, die immer ätherische Öle als Bestandteil ihrer täglichen Körperpflege, Hautpflege und im Haushalt benutzen, haben meist einen hohen Grad an Widerstandsfähigkeit gegenüber Krankheiten, wie zum Beispiel eine fiebrige Erkältung usw., als andere, und wenn sie erkranken, erholen sie sich schnell.[38]

- Benutzen Sie im Alltag Rosenöl und andere ätherische Öle (insbesondere Teebaumöl) für Bäder, Massagen und als Raumduft.
- Weitere Maßnahmen: Knoblauchpillen, Vitamin E und Vitamin C werden auch empfohlen.

Impotenz

– Siehe *Sexualprobleme*

Infektionskrankheiten

Rosenöl ist ein nützliches Heilmittel, welches man aufgrund seiner Fähigkeit, sowohl physische als auch psychologische

Beschwerden zu lindern und wegen seiner regulierenden Wirkung bei Infektionskrankheiten wie Bronchitis oder der gewöhnlichen Erkältung immer zur Hand haben sollte.

- Benutzen Sie Rosenöl in Duftlampen so lange, wie die Krankheit andauert, oder geben Sie ein paar Tropfen auf ein Taschentuch, um während des Tages zu inhalieren, und auf ein Tuch unter dem Kissen für die Nacht, um die Entspannung zu fördern.
- Weitere Maßnahmen: Teebaum-, Eukalyptus- und Rosmarinöl sind die besten infektionsbekämpfenden, schleimlösenden und vorbeugenden Heilmittel und können eine erste »Verteidigungsstrategie« zur Vermeidung von Infektionskrankheiten bieten; Majoran-, Lavendel- oder Kamillenöl können auch in Bädern benutzt werden, um Gliederschmerzen zu lindern und einen erholsamen Schlaf zu fördern. Nehmen Sie zusätzlich Knoblauchpillen und Vitamin C-Tabletten.

»Kater«

Ein Bad mit Rosenblütenblättern war das traditionelle römische Heilmittel bei einem »Kater«! Als positiv auf den Kopf und krampflösend wirkendes Heilmittel kann Rosenöl das Gemüt beleben und Kopfschmerzen oder Schwindelgefühle lindern.

- Geben Sie 15–20 Tropfen Rosenöl (5 %) in das Wasser, und genießen Sie ein herrlich duftendes Morgenbad.
  Anschließend sprenkeln Sie freigiebig Rosenwasser auf sich, oder tragen Sie Rosenöl als Parfum.

Siehe auch *Schwäche- und Schwindelanfälle, Kopfschmerzen*

Kinder

Aufgrund seiner geringen Giftigkeit ist Rosenöl besonders für die Behandlung von verschiedenen Beschwerden bei Kindern geeignet. Da die meisten Kinder den Geruch der Rose mögen, ist es auch geeignet als regelmäßiger Badezusatz, Massageöl oder für eine Duftlampe im Kinderzimmer. Babys und Kleinkinder sprechen besonders gut auf natürliche Heilmethoden an, aber ihrer hohen Sensibilität muß Rechnung getragen werden.

Versuchen Sie nicht, mit einem Hausmittel eine notwendige ärztliche Behandlung zu ersetzen. Die Mengen sollten auf das Alter des Kindes abgestimmt werden:

- Babys (0–12 Monate): Für eine Massage oder ein Bad genügen 3 Tropfen Rosenöl (5 %) in 1 Teelöffel Trägeröl.
- Kleinkinder (1–5 Jahre): Für eine Massage oder ein Bad nehmen Sie 3–5 Tropfen Rosenöl (5 %) in 1 Teelöffel Trägeröl.
- Kinder (6–12 Jahre): 10–15 Tropfen Rosenöl (5 %) für ein Bad oder die gleiche Menge in 1 Eßlöffel Trägeröl für eine Massage.
- Teenager (älter als 12): wie bei Erwachsenen.
- Ruhelosigkeit, Hyperaktivität und Schlaflosigkeit bei Babys, Kleinkindern und älteren Kindern können gelindert werden, indem Sie Rosenöl für Bäder und Massagen verwenden, wie oben beschrieben. Als Alternative bietet sich auch eine Duftlampe im Schlafzimmer an (stellen Sie sicher, daß sie sich außerhalb der Reichweite von Kindern befindet).
- Kamille und Lavendel sind auch ein sehr nützliches Heilmittel für Kinder, die in Verbindung mit Rosenöl bei einer Vielzahl von häufigen Beschwerden angewendet werden können, so zum Beispiel Verdauungsstörungen, Schmerzen beim Zahnen und Entzündungen der Haut oder Ausschlä-

ge. Wenden Sie die Öle äußerlich an, und zwar immer verdünnt.

> *Vorsicht: Alle ätherischen Öle sollten nicht in Reichweite von Kindern aufbewahrt werden.*

Kopfschmerzen

Kopfschmerzen können durch eine Reihe von Faktoren ausgelöst werden: verstopfte Nebenhöhlen, nervöser Streß, Überanstrengungen der Augen, zuviel Sonne oder zuviel Alkohol! Rosenöl eignet sich besonders bei nervösen Kopfschmerzen und denen, die mit Überanstrengung der Augen, einem Sonnenstich oder einem »Kater« in Verbindung zu bringen sind.

Rosenessig, ein spezielles Mittel, das auf dem Kontinent gegen Kopfschmerzen aufgrund von heißer Sonne verwendet wird, wird zubereitet, indem getrocknete Rosenblütenblätter in bestem destilliertem Essig eingeweicht, aber nicht gekocht werden. Lappen oder Leinentücher werden in die Flüssigkeit getaucht und dann auf den Kopf gelegt.[39]

- Inhalieren Sie Rosenöl mit einem Taschentuch, oder tragen Sie Rosenwasser direkt auf die Schläfen auf bzw. mit einer kalten Kompresse auf die Stirn oder den Nacken.

- Durch Anspannung oder Streß verursachte Kopfschmerzen können Sie mit einer kräftigen Nacken- und Schultermassage lindern, wobei Sie 3 Tropfen Lavendelöl und 5 Tropfen Rosenöl (5 %) zu 1 Teelöffel Trägeröl geben.

- Bei Überanstrengung der Augen legen Sie eine kalte Kompresse mit Rosenwasser (nicht dem ätherischen Öl) auf die Augenlider.

⦾ Melissen- und Lavendelöl sind bei nervösen Kopfschmerzen auch sehr wertvoll.

Siehe auch *»Kater«, Migräne, Streß*

Krampfadern

Krampfadern sind das Ergebnis schlechter Durchblutung und mangelnder Elastizität der Venenwände, meist in den Beinen. Die Venen schwellen an und verstopfen, so daß das Blut nicht zum Herzen zurückfließen kann. Mangel an Bewegung, langes Stehen, Übergewicht, Schwangerschaft und schlechte Ernährung können zu diesem Leiden beitragen. Zypressen- und Rosenöle können viel zur Stärkung der Gefäße tun und die Dehnung reduzieren, auch wenn eine erfolgreiche Behandlung Durchhaltevermögen erfordert.

⦾ Machen Sie sich ein Massageöl oder eine Creme mit Rosen- und Zypressenöl, und reiben Sie es sanft in die Hautpartie um und über den Venen ein. Drücken Sie NICHT direkt auf oder unter die Venen, und bearbeiten Sie die Beine aufwärts in Richtung Herz. Die Beine sollten nach der Massage hochgelegt werden. Wiederholen Sie dies täglich. Siehe Anleitung Seite 54/55 zur Herstellung eines wirksamen Massageöls (einer Creme)

⦾ Weitere Maßnahmen: Sanfte körperliche Betätigung wie Schwimmen oder Yoga (besonders Positionen auf dem Kopf); Ganzkörper-Massagen oder warme (keine heißen) Bäder mit Mitteln, welche die Durchblutung anregen, wie Rosmarin oder Wacholder, können dabei helfen, den Kreislauf als Ganzes zu stärken; wenn möglich, legen Sie die Beine höher als den Kopf; nehmen Sie Knoblauchpillen ein.

Menopause

Die Menopause, auch als »Wechseljahre« bekannt, ist der Zeitpunkt, zu dem die Menstruation aufhört. Sie zeichnet sich oft durch emotionale und physische Krankheitssymptome aus, wie zum Beispiel Kopfschmerzen, Hitzewallungen, Depressionen, Stimmungsschwankungen, Reizbarkeit und die Neigung zur Gewichtszunahme. Aufgrund seiner regulierenden und Gleichgewicht schaffenden Wirkung ist Rosenöl besonders geeignet, den Körper bei dieser schwierigen Umstellungsphase zu unterstützen.

- Benutzen Sie Rosenöl in Bädern, Duftlampen und für Massagen, je nach auftretenden Symptomen.

Siehe auch *Angstzustände, Depressionen, Kopfschmerzen, Weißfluß und Hautjucken im Genitalbereich, Menstruationsbeschwerden, Migräne, Herzklopfen, Streß*

Menorrhagie (starke Periode)

Mitunter kann die Menstruation äußerst stark und von Krämpfen begleitet sein. Rosenöl ist aufgrund seiner mild zusammenziehenden und stärkenden Wirkung auf die Gebärmutter bei Menorrhagie hilfreich und hat einen normalisierenden Einfluß auf die weiblichen Fortpflanzungsorgane als Ganzes.

Rosenöl kann in der Tat bei allen Arten von Menstruationsproblemen hilfreich sein, da es nicht die Periode oder die Häufigkeit an sich reduziert, sondern regulierend auf den Zyklus wirkt und die Gebärmutter stärkt.[40]

- Massieren Sie den Unterleib und den unteren Rückenbereich täglich sanft mit 30 Tropfen Rosenöl in 1 Eßlöffel Trägeröl, besonders während einiger Tage vor der Menstruation.

● Benutzen Sie regelmäßig 15–20 Tropfen Rosenöl (5 %) in Bädern, für Massagen oder als Körperlotion.

● Gute Ernährung, Lebensweise, Sport usw. sind auch notwendige Faktoren; Himbeerblättertee oder Rosenblütentee können auch hilfreich sein, um den Unterleib zu stärken und starke Perioden zu normalisieren.

Menstruationsbeschwerden

Rosenöl ist aufgrund seiner regulären Wirkung auf die gesamten weiblichen Fortpflanzungsorgane bei allen Arten von Menstruationsbeschwerden nützlich. Bei allen menstruationsbedingten Leiden ist es jedoch von Bedeutung, Ernährung, Sport, Streß und andere Faktoren, die zu den Beschwerden beitragen könnten, zu berücksichtigen.

Für besondere Behandlungen siehe *Amenorrhö (Ausbleiben der Regel), Regelschmerzen (Dysmenorrhö), Menorrhagie (starke Periode) und Prämenstruelles Syndrom (PMS)*

Migräne

Migräne ist meist ein ernährungsbedingtes Leiden, aber ein Anfall kann auch durch zunehmenden Streß oder nervöse Unruhe ausgelöst werden. Obwohl Aromatherapie am besten als vorbeugende Maßnahme zur Förderung der Entspannung im Alltag angewandt wird, kann Rosenöl auch die Schmerzen und die Ausmaße eines Anfalls lindern.

Der Duft des Rosenöls geht direkt zum Hirn, und dieser direkte Zugang ist für die Bekämpfung von Kopfschmerzen und Migräne wichtig… Noch besser ist eine Mixtur aus Oleum melissae officinalis (Melissenöl) zu gleichen Teilen mit bulgarischem Rosenöl.[43]

- Legen Sie eine kalte Rosenwasser-Kompresse auf die Stirn, oder reiben Sie ein paar Tropfen Rosenöl (5 %) auf die Schläfen.
- Als vorbeugende Maßnahme nutzen Sie Rosenöl (oder andere beruhigende Öle wie Kamille oder Lavendel) täglich in Bädern, Duftlampen, für Massagen oder als Parfum.

Mundausschlag

– Siehe *Aphten*

Narben

Rosenöl (insbesondere in Verbindung mit Hagebuttenkernöl) ist sehr nützlich zur Behandlung von allen Arten von Narben, einschließlich pigmentierter Narben, Schwangerschaftsstreifen und durch Unfall oder Operation verursachte Narben:

Die neuere Forschung zeigt in Hagebuttenkernöl einen hohen Anteil an Linolsäure (40 %) und Linolensäure (39 %) ... In Versuchen wurden 26 % zu einer Creme-Basis gegeben. Diese Versuche wurden durchgeführt an verschiedenen Erythemata, Aknenarben, Wulstnarben und Operationsnarben. Es wurden hervorragende Ergebnisse erzielt, außer bei Akne, wo der beruhigende Charakter des Hagebuttenkernöls zur Verstopfung der Poren des Patienten beitrug.[42]

Stellen Sie sich eine Salbe her, indem Sie 1 Teelöffel Hagebuttenkernöl zu 1 Teelöffel einer hypoallergenen Creme und 20 Tropfen Rosenöl (5 %) geben. Tragen Sie die Salbe mindestens zweimal täglich auf.

- Palmarosa-, Neroli-, Lavendel- und Weihrauchöl können

auch die Regenerierung des Gewebes fördern und Narben beseitigen.

Nervöse Anspannung

– Siehe *Streß*

Parfum-Anwendungen

Das Rosenöl ist die Königin aller Parfums ... und das seit der Geburt der Geschichte! Man findet es noch immer als Zutat in über 46 % der Männer- und 98 % der Frauendüfte, und es wird als unerläßlich für die Parfumherstellung angesehen. Es gibt sogar den Leitsatz »Kein Parfum ohne Rose!« Sein warmer, süßer blumiger Duft mit einer leicht pikanten »Note« verleiht erstklassigen Parfums eine reiche und charakteristische Qualität. Rosenöl wirkt auch hervorragend fixierend, denn sein Duft hält sehr lange an. Rosenöl verleiht also, kurz gesagt, quasi allen Mischungen Tiefe und Körper, denn es läßt sich mit fast allem vereinen:

»Eines Tages«, sagte der persische Dichter Sadi, »sah ich einen Rosenbusch, der von einem Grasbüschel umgeben war. ›Was!‹ schrie ich. ›Da wagt es diese gemeine Pflanze, sich an die Seite einer Rose zu begeben?‹

Ich wollte gerade das Gras herausreißen, als es mich leise ansprach und sagte: ›Verschone mich! Ich bin keine Rose, das ist wahr, aber von meinem Duft kann jeder erfahren, daß ich zumindest neben einer Rose lebte.‹« [43]

Rosenblütenblätter haben einen sehr langanhaltenden Duft, der sogar stärker wird, wenn sie aufbewahrt werden (so wie auch Rosenöl mit der Zeit besser wird), weshalb sie auch die Grundlage für viele Potpourris bilden. In Persien und Damaskus pflegten die Menschen Gefäße mit ungeöffneten Rosenknospen im Garten zu vergraben und sie zu besonderen Anlässen hervorzuholen. Die Rosen öffneten sich ungeheuer rasch, sobald sie der Wärme ausgesetzt waren, und erfüllten die Luft mit ihrem Duft. Spitzenbeutel mit Rosenblütenblättern wurden auch zwischen die Wäsche und Kleidung gelegt, um sie vor Motten zu schützen und mit einem herrlichen Geruch zu versehen.

Rosenwasser hat ebenfalls seit langer Zeit einen Ruf als Parfum. Im Nahen Osten spielt es bei vielen religiösen Festen, bei denen es gewöhnlich aus einer Karaffe aus dunkelblauem Glas freigesetzt wird, eine zentrale Rolle. Zum Neujahrstag zum Beispiel wird jedem Gast Rosenwasser angeboten, um die Hände und das Gesicht zu waschen und zu parfümieren. Bei Beerdigungen wird es bei einem ähnlichen Ritual verwendet, um das »neue Leben« zu symbolisieren. Rosenwasser wird heute noch benutzt, um Moscheen zu parfümieren, und die Gastfreundschaft verlangt, daß ein Gast in einem islamischen Haushalt bei seiner Ankunft mit Rosenwasser besprenkelt wird.

In der Hindutradition wird Rosenöl für rituelle Zwecke oft mit Sandelholzöl gemischt – dieses Parfum wird »Aytar« genannt. Im Westen ist Rosenöl (wenn auch in synthetischer Form) der Hauptbestandteil in 75 % aller modernen Qualitätsparfums, so wie der berühmte blumige Duft »Red Rose« von Floris, der erstmals 1868 auf den Markt kam. Das einfache Taschentuch-Parfum »Japanischer Blumenstrauß« enthält die folgenden Zutaten und kann leicht zu Hause hergestellt werden:

28 Tropfen reines Rosenöl
16 Tropfen Zedernholzöl
16 Tropfen Patschouliöl
16 Tropfen Sandelholzöl
16 Tropfen Verbenenöl (oder Bergamotteöl)

8 Tropfen Vetiveröl
Alkohol kann als Verdünnung hinzugefügt werden, um die
gewünschte Stärke zu erhalten.[44]

● Sein eigenes Parfum zu kreieren kann Spaß machen. Rosenöl läßt sich gut mit fast allen ätherischen Ölen mischen, insbesondere mit Sandelholz, Zedernholz, Lavendel, Patschouli, Kamille, Muskatellersalbei, Bergamotte, Geranium und
anderen blumigen Ölen.

● Rosenöl kann unverdünnt (oder zu 5 % in einem Basisöl
verdünnt) als Parfum verwendet und auf die Handgelenke
oder hinter die Ohren getupft werden.

● Rosenwasser ist ein erfrischendes, leichtes Parfum, das groß-
zügiger aufgetragen werden kann als das konzentrierte Öl.

● Rosenblütenblätter und Rosenöl werden traditionell in Potpourris benutzt und waren eines von Tussers ursprünglichen Streukräutern – siehe Seite 53/54 für ein Potpourri-Re-
zept.

● Rosenwasser kann auch benutzt werden, um Wäsche, Kleidung, Papier, Leder oder alle anderen Gegenstände zu parfümieren – Rosenöl kann Flecken verursachen.

Prämenstruelles Syndrom (PMS)

Die Anzeichen von PMS sind vielfältig: Auf physischer Ebene kann es Harnverhaltung, empfindliche Brüste, Kopfschmerzen, Übelkeit oder einen geschwollenen Unterleib ein-
schließen; auf der Gefühlsebene tauchen oft Symptome wie
Depression, Stimmungsschwankungen, Weinerlichkeit oder
unberechenbares Verhalten auf. Wenn man die allgemeine
»harmonisierende« Wirkung des Rosenöls auf den gesamten
Organismus in Betracht zieht, ist das Öl ein nützliches Heilmittel für Frauen, die sowohl physisch als auch gefühlsmäßig
unter PMS leiden.

Benutzen Sie Rosenöl in Bädern und in einer Duftlampe während der zehn Tage vor der Menstruation und auch während der Periode.

● Eine regelmäßige Massage mit Rosenöl (und/oder Lavendel, Geranium oder Kamille, einzeln oder in Verbindungen) kann sehr hilfreich sein. Für eine Selbstbehandlung mischen Sie 30 Tropfen Rosenöl (5 %) mit 1 Eßlöffel leichtem Trägeröl, wie zum Beispiel Traubenkernöl, und massieren Sie damit leicht den Unterleib und die untere Rückenpartie.

● PMS wurde in den letzten Jahren auch im Hinblick auf den Einfluß der Ernährung mit hervorragenden Ergebnissen untersucht. Zusätze von Nachtkerzenöl, Vitamin B6 und des Vitamin-B-Komplexes haben sich als unschätzbar erwiesen.

Regelschmerzen (Dysmenorrhö)

Dysmenorrhö wird durch Krämpfe der Gebärmutter während der Menstruation verursacht, wenngleich die Häufigkeit und Stärke von Regelschmerzen auch oft mit der Ernährung und zugrundeliegenden emotionalen Faktoren in Verbindung gebracht wird. Die beruhigende Wirkung von Rosenöl, zusammen mit seinen hervorragenden schmerzstillenden und krampflösenden Eigenschaften, machen es zu einem hervorragenden Heilmittel bei Regelschmerzen (am besten in Verbindung mit den anderen unten erwähnten Ölen).

● Massieren Sie sanft den Unterleib und die untere Rückenpartie mit 30 Tropfen Rosenöl (5 %) in 1 Eßlöffel Trägeröl.

Heiße Kompressen mit ein paar Tropfen Rosenöl auf einem Waschlappen (oder einer Wärmflasche), den sie auf den Unterleib legen, können die Schmerzen lindern.

● Sich in einem heißen Rosenbad zu entspannen lindert die Schmerzen und bekämpft gleichzeitig Streß und Anspannung.

● Weitere nützliche Öle: Kamille, Muskatellersalbei, Lavendel, Majoran (am besten in Verbindungen anwenden).

Reife Haut

– Siehe *Alternde Haut*

Schlaflosigkeit

Schlaflosigkeit ist ein weiteres häufig auftretendes streßbedingtes Leiden, mit dem jeder im Laufe seines Lebens einmal zu kämpfen hat – sei es vor einer Prüfung, nach einer belebenden Erfahrung oder einfach aufgrund der Unfähigkeit, nach einem harten Arbeitstag abschalten zu können.

● Um die Entspannung oder einen erholsamen Schlaf zu fördern (also hervorragend während der Schwangerschaft und bei Kindern anzuwenden), benutzen Sie das verdampfte Öl im Schlafzimmer, oder geben Sie ein paar Tropfen auf ein Tuch unter dem Kissen. Mit Rose parfümierte Bettwäsche ist ebenfalls schlaffördernd – aber geben Sie Rosenöl nie direkt auf die Bettwäsche, da es Flecken auf dem Gewebe hinterlassen kann.

● Geben Sie 15–20 Tropfen Rosenöl (5 %) in ein warmes Badewasser, und entspannen Sie sich mindestens 10 Minuten lang in den aromatischen Dämpfen, bevor Sie zu Bett gehen.

● Eine regelmäßige professionelle Aromatherapie-Massage mit beruhigenden Ölen, wie z. B. Rosenöl, ist auch sehr hilfreich, um Streß abzubauen und den Schlaf zu fördern – oft noch bevor die Sitzung beendet ist!

● Weitere Maßnahmen: Kamillen- oder Lavendelöl sind hervorragende Beruhigungsmittel, wenn Sie so angewandt werden, wie oben für Rosenöl angegeben; Yoga und Meditation; entspannende Kräutertees.

- Bei hartnäckigeren Fällen der Schlaflosigkeit kann auch Baldrianöl anstatt Rosenöl benutzt werden. Aber benutzen Sie es nicht länger als zwei Wochen am Stück, da Baldrian eine stark schwächende Wirkung auf das gesamte Nervensystem ausübt.

Siehe auch *Streß*

Schnittwunden und Wunden

Rosenöl ist ein sehr gutes Heilmittel bei allen Arten von Hautabschürfungen, aber besonders für langsam heilende Wunden oder Narben, da es über hervorragende antiseptische und wundheilende Eigenschaften verfügt. Es verhindert zudem die Narbenbildung.

Mit Rosenöl ... wird die Granulation der Haut und die Heilung von Wunden stark beschleunigt ... [45]

- Bei offenen Wunden reinigen Sie den Schnitt etc. mit Rosenwasser, dann tragen Sie unverdünntes Lavendel- oder Teebaumöl auf.
- Wenn die Wunde langsam heilt (und zur Vorbeugung von Narbenbildung), tragen Sie ein paar Tropfen Rosenöl in einer 5%igen Lösung direkt auf – aber nicht auf offene Wunden. Wiederholen Sie dies mehrere Male täglich, bis die Hautpartie gänzlich geheilt ist.

Siehe auch *Narben*

Schwäche- und Schwindelanfälle

Schwäche- und Schwindelanfälle können durch eine Vielzahl von Ursachen ausgelöst werden: schwerer Schock, Sonnenstich, »Kater«, nervöse Erschöpfung oder sehr niedriger Blutdruck. Sie treten auch häufig während der Menopause auf und können ein Symptom für PMS sein.

- Wenn Sie Rosenwasser auf die Schläfen und das Gesicht auftragen, belebt es und hilft in Fällen von emotionalem Schock, nervöser Erschöpfung, Sonnenstich usw.
- Geben Sie 15–20 Tropfen Rosenöl (5 %) in das Badewasser. Dies bringt Sie schnell wieder auf die Beine und stellt das Gleichgewicht wieder her.
- Wenn Sie Rosenöl einfach inhalieren, indem Sie es als Parfum verwenden, kann es Gefühlen der Schwäche, des Schwindels oder nervöser Schwäche entgegenwirken.

Siehe auch *»Kater«, Menopause, Prämenstruelles Syndrom (PMS)*

Schwangerschaft und Geburt

Ätherische Öle während der Schwangerschaft und bei der Geburtshilfe zu verwenden kann auf vielerlei Weise nützlich sein, da sie sowohl auf physiologischer als auch auf psychologischer Ebene wirken. Rosenöl ist eines der nützlichsten Öle in der Schwangerschaft, nicht nur, weil es sehr sicher ist, sondern auch aufgrund seines vorwiegend beruhigenden, heilenden und ausgleichenden Charakters.

Wegen der Empfindlichkeit des wachsenden Kindes sollten alle ätherischen Öle (einschließlich Lavendel) während der Schwangerschaft nur mit einer halb so starken Konzentration wie gewöhnlich verwendet werden.

Wichtig: Da Rosenöl ein mildes Emmenagogum ist (d. h. den Eintritt der Menstruation auslöst), sollte es in den ersten vier Monaten der Schwangerschaft gemieden werden.

In den Bereichen der Geburtshilfe und Kinderheilkunde werden ätherische Öle auf psychologischer, mentaler und physischer Ebene eingesetzt. Der Grund für den großen Erfolg ätherischer Öle während der Schwangerschaft liegt darin, daß die Frauen in dieser Phase starken emotionalen Höhen und Tiefen ausgesetzt sind ... Rose, Zeder und Muskatellersalbei sind unter diesen Umständen gute Heilmittel, wenn sie in Verdunstern angewandt werden ... Kühlende, erfrischende Kompressen mit Rosenwasser können zur allgemeinen Linderung aufgelegt werden. Sogar Kindbettdepressionen können mit ätherischen Ölen gelindert werden, z. B. mit Grapefruit, Bergamotte, Neroli, Mandarine, Rose, Muskatellersalbei und Vetiver.[46]

- Ein hervorragendes Öl, das die Bildung von Schwangerschaftsstreifen verhindern hilft, können Sie aus einer Mischung von 10 Tropfen Rosenöl (5 %) mit 1 Eßlöffel Weizenkeimöl herstellen, mit der Sie täglich (nach dem 4. Monat) sanft die Brüste und den Bauch massieren. Dieses Öl kann auch hilfreich sein, um schon vorhandene Schwangerschaftsstreifen loszuwerden. Die Mixtur kann auch in die Schamleiste einmassiert werden, um auf die Geburt vorzubereiten.

- Aromatische Bäder sind sehr angenehm und erholsam, besonders gegen Ende der Schwangerschaft. Geben Sie 10 Tropfen Rosenöl (5 %) in das Badewasser, und entspannen Sie sich in den aromatischen Dämpfen.

- Sanfte Massagen mit Rosenöl (verdünnt) können während der Endphase der Schwangerschaft sehr angenehm sein und können bei einer großen Bandbreite von Problemen, wie Rückenschmerzen, Angstgefühlen oder Müdigkeit, hilfreich sein.

- Während der Geburt und wenn Sie sich darauf vorbereiten, daß bald ein Kind im Haus sein wird, tragen verdampfte Öle (wie Rosen- oder Lavendelöl), die Sie als Raumbeduftung einsetzen, zu einer fröhlichen und entspannten Stimmung bei. Außerdem verhindern sie die Verbreitung in der Luft befindlicher Bakterien.

- Um die Heilung der Schamleiste nach der Geburt zu unterstützen, geben Sie ein paar Tropfen Rosenöl (oder Lavendelöl) in ein seichtes Bad, und baden Sie darin. Zusätzlich tragen Sie Rosenöl (5 %) direkt auf die Schamleiste auf (es sei denn, eine offene Wunde ist vorhanden). Wiederholen Sie dies täglich.

- Beschwerden, die auf Mastitis (Brustdrüsenentzündung) oder geschwollene Brüste zurückzuführen sind, können mit einer warmen Rosen- und Geraniumkompresse gelindert werden oder durch eine Massage mit einer Rosen- und Geraniumsalbe (nicht allergen) – 15 Tropfen Rosenöl (5 %) und 3 Tropfen Geraniumöl zu 1 Eßlöffel Creme oder Trägeröl.

- Postnatalen Depressionen kann durch den Gebrauch von Rosenöl in Duftlampen, Bädern und bei Massagen entgegnet werden.

Wichtig: Einige ätherische Öle sollte man während der Schwangerschaft gänzlich meiden, einschließlich Basilikum, Nelke, Zimtblatt, Ysop, Wacholder, Majoran, Myrrhe, Salbei und Thymian. Die folgenden Öle sollten ebenfalls während der ersten vier Monate der Schwangerschaft vermieden werden: Fenchel, Pfefferminz und Rosmarin.

Schwindelgefühle

– Siehe *Schwäche- und Schwindelgefühle*

Schwitzen (übermäßiges)

Rosenöl oder Rosenwasser können mit ihrem frischen, angenehmen Duft hervorragend als Desinfektionsmittel und Deodorant benutzt werden. Zu Puder verarbeitete Rosenblütenblätter wurden von den Römern einst statt Talkum benutzt.

- Spritzen Sie Rosenwasser morgens/abends nach dem Waschen unter die Arme oder auf andere Hautpartien, die zu übermäßiger Schweißbildung neigen.
- Geben Sie 15–20 Tropfen Rosenöl (5 %) in eine Schüssel mit warmem Wasser, und baden Sie die Füße 5 Minuten darin. In einem abendlichen Bad kann Rosenöl Nachtschwitzen verhindern.

Sexualprobleme

Viele Sexualprobleme wie Frigidität oder Impotenz haben eine psychologische Grundlage und können mit Depressionen, Angstzuständen oder anderen streßbedingten Leiden einhergehen. Der »Wohlfühl-Effekt« von ätherischen Ölen kann viel tun, um diese zugrundeliegenden Faktoren zu verringern, obwohl viele ätherische Öle (einschließlich Rosenöl) auch anerkannte Aphrodisiaka sind. In der chinesischen Medizin wird Rosenöl benutzt, um die Zeugungskraft der Männer und ihre Spermaproduktion zu steigern, während in der Türkei eine Rosenkonfitüre als sexuelles Stimulans verwendet wird. Rosenöl taucht auch in sehr vielen erotischen Elixieren oder Parfums im Orient und im Nahen Osten auf.

Im Westen wurde die Rose immer eher mit dem weiblichen Geschlecht – und mit der Liebe – assoziiert. Auf physischer Ebene kann die Benutzung von Rosenöl helfen, den Menstruationszyklus der Frau zu regulieren, wodurch sie leichter schwanger werden kann. In eher psychologischer Hinsicht kann Rosenöl (insbesondere das der marokkanischen Rose) der Frau helfen, die unter Frigidität oder sexueller Unsicherheit leidet.

Meiner Erfahrung nach ist dies ein sehr wertvolles Öl für

jede Frau, die sich in ihrer eigenen Sexualität nicht sicher
fühlt, ob ihre Unsicherheit nun auf einem Mangel an Ver-
trauen in ihre Begehrenswertheit, einem Zögern, sich als se-
xuell reife Frau anzuerkennen, oder auf Schwierigkeiten in-
nerhalb einer bestehenden Beziehung beruht.[47]

- Tragen Sie das Öl einfach als Parfum auf, um eine sinnliche Stimmung zu schaffen.
- Machen Sie eine Massage mit Rosen-, Sandelholz- und Ylang-Ylang-Öl; *siehe Anleitung Seite 54/55.* Eine Massage kann eine sehr intime Erfahrung sein und die sexuelle Kommunikation zwischen Ihnen und Ihrem Partner/Ihrer Partnerin fördern.
- Als Badeöl oder verdampftes Öl schafft die Rose eine warme, romantische Atmosphäre. Richten Sie alles für eine Verführung her, oder zünden Sie eine Kerze an, und genießen Sie einfach das erotische Aroma!

Wichtig: Ätherische Öle sollten nicht mit einem Kondom in Kontakt kommen, da sie eine schädliche Wirkung auf den Kunststoff haben können.

Streß

»Streß« ist keine Krankheit als solche, sondern ein »multidimensionales Syndrom«, das eine große Bandbreite von körperlichen Beschwerden und psychologischen Problemen verursachen kann – von Bluthochdruck, Kopfschmerzen oder Magenbeschwerden bis hin zu Gefühlen ständiger Müdigkeit, Depression oder nervöser Unruhe. Streß schwächt auch das Immunsystem und kann einen Menschen langfristig empfänglicher gegenüber allen möglichen Krankheiten werden lassen.

Die neuere Forschung belegt, daß Streß sehr wahrscheinlich ein kausaler Faktor oder ein Auslöser für viele sogenannte

Zivilisationskrankheiten wie Krebs, Schlaganfall und AIDS ist. Den Beweis für das weitverbreitete Gefühl des Krankseins liefern die Konsumzahlen von Beruhigungsmitteln und Aufputschmitteln, obwohl es sehr wohl bekannt ist, daß diese Drogen, wenn sie regelmäßig genommen werden, Sucht, Toxikose und andere Nebenwirkungen auslösen. Jede Behandlung, die dabei hilft, Streß abzubauen oder den Organismus wiederzubeleben, ohne schädliche Nebenwirkungen zu produzieren, ist daher von größtem Wert.

Die Möglichkeit, neue Therapien bei diesen weitverbreiteten Psychoneurosen anzuwenden, ist daher von beträchtlicher Bedeutung... ätherische Öle, die in der Aromatherapie angewandt werden, sind – in der angemessenen Dosis – für den Organismus harmlos und verursachen keine Beschwerden, wie diejenigen, die von gewöhnlichen psychologischen Drogen produziert werden. Sehr aufschlußreiche Experimente wurden in dieser Hinsicht in verschiedenen Kliniken für Nervenkrankheiten bei Patienten durchgeführt, die unter Hysterie oder psychischer Depression litten.[48]

Streßbedingte Beschwerden sind ein Gebiet, auf dem die Aromatherapie aufgrund der wirkungsvollen Verbindung von Berührung und Geruch große Erfolge vorweisen kann. Während einer Massage wirken die ätherischen Öle auf den Körper in zweierlei Hinsicht: durch Inhalation (vorrangig psychologische Wirkungen) und durch die Aufnahme über die Haut (vorrangig physiologische Wirkungen). Indem das Problem an seinem Ursprung bekämpft wird, anstatt die einzelnen Symptome zu behandeln, ist Aromatherapie insbesondere für diejenigen wertvoll, die an mehreren Reaktionen auf den Streß gleichzeitig leiden.

- Für eine sofortige Selbstbehandlung stellen Sie sich ein Massageöl her: 5 Tropfen Rosenöl (5 %) in 1 Teelöffel Mandelöl. Reiben Sie es sanft in die Magengrube, den Nacken und die Schläfen ein.

- Benutzen Sie Rosenöl regelmäßig in Bädern, Duftlampen, für Massagen, als Parfum usw. Allein die Wirkung des Duftes hilft, nervöse Anspannungen und Reizbarkeit zu lindern und hilft bei der Überwindung von emotionalem Streß – besonders den »Herzensangelegenheiten« wie Trauer, Wut, Eifersucht und Schock.
- Weitere Maßnahmen: Professionelle Hilfe in Form von Massagen, Psychotherapie usw. kann erforderlich sein, um an die Wurzel des Problems zu gelangen.

Bei bestimmten Symptomen siehe unter *Angstzustände, Bluthochdruck, Depression, Herzklopfen, Schlaflosigkeit* und *Schwindelanfälle*

Trockene/Rissige Haut

Trockene Haut benötigt sorgfältige Pflege, da dies auch der »sprödeste« Hauttyp ist. Trockene Haut neigt eher zu Falten als fettige Haut und benötigt regelmäßig Feuchtigkeit, besonders wenn sie den Auswirkungen einer Zentralheizung oder zuviel Sonne ausgesetzt ist. Sehr trockene Haut kann rissig und wund werden, gerade an den Händen und Füßen während der Wintermonate. In ernsten Fällen kann es sehr schmerzhaft sein, insbesondere wenn gleichzeitig Frostbeulen oder andere Hautkrankheiten wie die Schuppenflechte auftreten.

- Geben Sie 15 Tropfen Rosenöl (5 %) zu 1 Eßlöffel Jojoba- oder Aprikosenkernöl und 1 Teelöffel eines reichhaltigen Öls wie Avokado-, Borretsch-, Nachtkerzen-, Weizenkeim- oder Hagebuttenkernöl. Tragen Sie dies jeden Abend als Feuchtigkeitslotion auf.
- Ein gutes Gesichtswasser/Reinigungswasser für trockene

Haut können Sie herstellen, indem Sie jeweils 19 Tropfen Kamillen- und Lavendelöl und 5 Tropfen Sandelholzöl zu 75 ml Rosenwasser geben. Lassen Sie diese Mixtur bis zu 1 Monat stehen, um sie dann zu filtern. Fügen Sie 25 ml Glyzerin hinzu, und schütteln Sie gut. Zweimal täglich anwenden.

- Eine hervorragende reinigende und verjüngende Gesichtsmaske für trockene Haut können Sie herstellen, wenn Sie 50 g Heilerde, 2 Teelöffel Kornblumenöl, 1 Eigelb, 1 Teelöffel Nachtkerzenöl oder Hagebuttenkernöl und 19 Tropfen Rosenöl (5 %) vermischen. Lassen Sie die Maske 10 Minuten auf dem Gesicht einwirken, und spülen Sie sie dann mit kaltem Wasser ab.

- Für rissige Haut mischen Sie 5 Tropfen Rosenöl (5 %) mit 1 Teelöffel Weizenkeimöl (oder einer dicken Feuchtigkeitscreme), und massieren Sie morgens und abends gut in die betroffenen Hautpartien ein, bis sich eine Besserung zeigt. *Siehe auch Kapitel 6, Hautpflege*

- Weitere Maßnahmen: Benzoin, Myrrhe, Teebaum und Patschouli sind auch nützliche ätherische Öle bei rissiger Haut und können einzeln oder in Verbindung angewandt werden, wie oben beschrieben.

Siehe auch *Hautpflege*

Unreine Haut

– Siehe *Akne*

Weißfluß und Hautjucken im Genitalbereich

Weißfluß ist eine Entzündung der Vagina, die durch eine starke Vermehrung unerwünschter Bakterien oder Pilze hervorgerufen wird und die eine Menge von Ursachen haben kann. Die Symptome sind oft ein dicker weißer oder gelblicher Ausfluß und starkes Jucken im Bereich der Vagina.

Das krankhafte Hautjucken entsteht durch eine Reizung, die in der Regel mit jeder Art von vaginaler Infektion einhergeht.

- Für ein 5–10 minütiges Sitzbad geben Sie 12–18 Tropfen Rosenöl (5 %) in eine Schüssel mit warmem Wasser oder in eine seicht gefüllte Badewanne.

- Baden Sie täglich, und geben Sie 15–20 Tropfen Rosenöl (5 %) als Antiseptikum ins Badewasser.

- Stellen Sie sich eine 0,5–1%ige Rosenölsalbe her, für die sie eine hypoallergene, milde Creme als Basis verwenden. Geben Sie 10–20 Tropfen Rosenöl (5 %) zu 1 Teelöffel der Basiscreme. Tragen Sie diese auf die betroffene Hautpartie auf.

- Zusätzlich sollten Sie enge Kleidung, Nylonunterwäsche und scharfe Schaumbäder vermeiden; nehmen Sie Knoblauchkapseln, und vermeiden Sie soweit wie möglich Tee, Kaffee, Alkohol und Gewürze. Teebaum- oder Lavendelöl können auf die gleiche Weise wie Rosenöl auch zur Behandlung von kleineren vaginalen Entzündungen benutzt werden.

Appendix A:
Die verschiedenen Rosenarten

Alle Rosen gehören zur Familie der Rosaceae, einer großen botanischen Gattung (oder Familie), die sich im letzten Jahrhundert aufgrund der beliebten Kreuzung von gezüchteten Rosen stark verbreitet hat. Experimente mit neuen Rosenvarietäten werden im Hinblick auf die stark duftenden Rosen laufend durchgeführt, da diese besonders für die Herstellung ätherischer Öle benutzt werden können. Außer den im Hauptteil dieses Buches erwähnten Arten gibt es mehrere Sorten von Rosen, die im Laufe der Jahre eine beständige, wenn auch relativ geringe Rolle in der Produktion von ätherischen Ölen und Parfums gespielt haben.

Hundsrose (R. canina)
Die Hundsrose ist die gemeine, wilde Rose, die man in Großbritannien und anderen Gebieten Europas findet. Diese laubwechselnde Kletterpflanze mit langen, spitzen Stacheln kann bis zu 3 Meter hoch wachsen und trägt feine rosafarbene oder weiße fünfblättrige Blüten. Das Laub und besonders die Früchte waren einst ein weitverbreitetes Heilmittel in Europa. Die Blüten werden mitunter immer noch zur Herstellung eines ätherischen Öles verwendet. Wie die Essig- und Damaszener-Rose ist die Hundsrose eine sehr vielfältige Varietät. Sie ist die Nationalblume Englands.

Moschus-Rose (R. moscatta)

Die Moschus-Rose ist eine schneeweiße Rose mit einem sehr ausgeprägten Duft. Sie wächst zu einem kräftigen Busch heran; in Bulgarien wird sie oft als Windschutz oder Hecke zwischen die feinere Damaszener-Rose gepflanzt. Sie wird in Bulgarien zur Herstellung von ätherischem Öl verwendet, obwohl es dem Öl der Damaszener-Rose hinsichtlich der Qualität unterlegen ist.

Weiße Rose (Rosa x alba)

Die Alba-Rosen sind eine alte Gruppe, und zwar eine Kreuzung zwischen der Hundsrose und einer Essig- oder Damaszener-Varietät. Alba-Rosen sind immer weiß oder hellrosafarben und haben süßlich duftende Blüten und bläuliches Laub. Diese großen Sträucher haben nur wenige Dornen. Die wichtigste Kulturvarietät der Weißen Rose, die für die Herstellung von ätherischem Öl verwendet wird, heißt »Semiplena«.

Tee-Rose (R. indica)

Das ätherische Öl der Orientalischen oder Tee-Rose wird hauptsächlich im Osten hergestellt, wo es als Parfum und Heilmittel benutzt wird. Tee-Rosen sind im allgemeinen entweder Kletterpflanzen oder kleine, spärliche Büsche mit einer kontinuierlichen Folge von großen, schönen Blüten in rosafarbenen, gelbbraunen oder hellgelben Tönen.

Japanische Rose (R. rugosa)

Diese Varietät zeichnet sich durch große, einfache bordeauxfarbene Blütenblätter aus und hat einen »klassischen« Rosenduft. Wie die Chinesische Rose (*R. chinensis*) hat sie den Vorteil, eine immer blühende Blume zu sein, was bedeutet, daß die Ernte nicht auf einen kurzen Zeitraum im Jahr eingeschränkt ist. Das ätherische Öl enthält 81 % Alkohole

(Phenylethanol: 53 %, Geraniol: 5,6 % Citronellol: 16,8 %), was ihm einen warmen, weichen, honigähnlichen Duft verleiht.

Appendix B:
Die Bestandteile der Rosenöle
im Vergleich

Die chemische Zusammensetzung von Rosenölen ist äußerst kompliziert, da eine große Anzahl von Bestandteilen und insbesondere von Spurenelementen vorhanden sind.

Es ist normal, daß die »mystische und magische« Rose aufgrund ihres vollkommen göttlichen Duftes als erste zum Gegenstand von unzähligen klassischen Analysen wurde ... Zu Beginn dieses Jahrhunderts waren nur acht grundlegend definierte Substanzen in der Rosenessenz bekannt ... Vom Beginn der 60er Jahre an führten moderne analytische Technologien zu einem Anstieg der flüchtigen Bestandteile: 200 im Jahre 1970 und 400 bis 1990.[49]

Die klassischen »alten« Arten der Rose enthalten zwischen 35 und 85 % flüchtige Alkohole, wie Phenylethanol, Zitronellol, Nerol und Geraniol, und diese spielen in der Kreierung des »klassischen« Rosenduftes eine wichtige Rolle. Obwohl man allgemein darin übereinstimmt, daß etwa 82 bis 88 % der Bestandteile der meisten Rosenöle oder absoluten Rosenöle von nur etwa einem halben Dutzend Hauptkomponenten abgedeckt werden (siehe unten), kann gerade der andere kleine Anteil den Duft und die Qualität eines Produktes ausmachen. Zum Beispiel macht der Bestandteil, der hauptsächlich verantwortlich für die »Honig-Note« der *R. damascena* ist, nur 0,1 % des Öles insgesamt aus.

Dies bedeutet, daß unterschiedliche Arten von Rosen, und

sogar unterschiedliche Kulturvarietäten der gleichen Varietät, Produkte mit äußerst unterschiedlichen Charakteristika und Zusammensetzungen ergeben können. Die Essig-Rose *(R. gallica)* zum Beispiel enthält einen relativ geringen Prozentsatz an Alkoholen (etwa 47,5 %) verglichen mit *R. damascena* und *R. centifolia*. Die folgende Tabelle vergleicht die Hauptbestandteile des bulgarischen Rosenöls *(R. damascena)*, welches in der Zusammensetzung dem türkischen Öl ähnelt, mit dem französischen absoluten Rosenöl *(R. centifolia)*:

	R. damascena	R. centifolia
Citronellol	34–55 %	18–22 %
Phenylethanol	1,5–3 %	ca. 63 %
Geraniol und Nerol	30–40 %	10–15 %
Farnesol	0,2–2%	0,2–2 %
Stearopten	16–22 %	ca. 8 %

zusätzlich geringe Mengen von Nonanon, Linalool, Nonanal, Citral, Carvon, Citronellylacetat, 2-Phenylmethylacetat, Eugenol, Rosenoxid.[50]

Quellenverzeichnis

1 G. Rose und P. King. *The Love of Roses*, Quiller Press, 1990, S. 49.
2 J. Lawless. *Aromatherapy and the Mind.* Thorsons, 1994, S. 201.
3 D. Ackerman. *A Natural History of the Senses.* Chapmans, 1990, S. 36.
4 E. Kiaer. *Methuen, Handbook of Roses.* Methuen, 1966, S. 14.
5 Ibid.
6 Rose und King. *The Love of Roses,* S. 111.
7 J. E. Cirlot. *Dictionary of Symbols.* Routledge & Kegan Paul. 1962, S. 275.
8 Zitiert in R. Tisserand. *The Art of Aromatherapy.* C. W. Daniel, 1979, S. 274.
9 Ibid.
10 Dr. W. S. Brud und Dr. I. Szydlowska. »Bulgarian Rose Oil« in *The International Journal of Aromatherapy* 3 (3), 1991, S. 18.
11 Ibid.
12 N. Culpeper. *Culpeper's Complete Herbal.* W. Foulsham, 1952, S. 298.
13 R. Lovell. *A Compleat Herbal.* 2. Ausgabe, 1666, S. 369.
14 E. Launert. *Edible and Medicinal Plants.* Hamlyn, 1981, S. 74.

[15] *British Herbal Pharmacopoeia*. British Herbal Medicine Association, 1983, S. 180.

[16] Bericht von Kirov und Vankov, der einige Forschungsergebnisse zusammenfaßt, in der Zeitschrift *Medico-Biologic Information*, 1983, laut Dr. W. S. Brud und Dr. I. Szydlowska, »Bulgarian Rose Oil« in *The International Journal of Aromatherapy 3* (3), 1991, S. 18–19.

[17] D. Wabner und I. Wurdack. »Rose Oil: Its Use in Therapy and Cosmetics« in *The International Journal of Aromatherapy 1* (4), 1989, S. 28.

[18] Ibid.

[19] R. M. Gatefossé. *Gatefossés Aromatherapie*. AT Verlag, 1994, S. 102.

[20] M. Maury. *Marguérite Maury's Guide to Aromatherapy – The Secret of Life and Youth*. C. W. Daniel, 1989, S. 86.

[21] M. Maury. *Guide to Aromatherapy*, S. 87.

[22] T. Tachev. Folia Medica 11, 1969, 307. Zitiert in Dr. W. S. Brud und Dr. I. Szydlowska, »Bulgarian Rose Oil« in *The International Journal of Aromatherapy 3* (3), 1991. S. 18.

[23] M. Billot, berühmter französischer Parfumhersteller, zitiert in Dr. W. S. Brud und Dr. I. Szydlowska, »Bulgarian Rose Oil« in *The International Journal of Aromatherapy 3* (3), 1991, S. 18–19.

[24] Aus Dokumenten der Nationalbibliothek in Paris, zitiert in W. A. Poucher. *Perfumes, Cosmetics and Soaps* Bd. II. Chapman and Hall, 1932, S. 167.

[25] D. Wabner und I. Wurdack. »Rose Oil: Its Use in Therapy and Cosmetics« in The International Journal of Aromatherapy 1 (4), 1989, S. 29.

[26] R. Tisserand. *The Art of Aromatherapy*. C. W. Daniel, 1979, S. 275.

[27] P. Davis. *Subtle Aromatherapy*. C. W. Daniel, 1991, S. 219.

[28] A. Y. Leung. *Encyclopedia of Common Natural Ingredients*. Wiley 1980, S. 280.

[29] J. Kusmirek. »The Basics of Base Oils« in *Aromatherapy Quarterly* 33, 1992, S. 9.

[30] P. Davis. *Aromatherapy: An A–Z.* C. W. Daniel, 1988, S. 224.

[31] Davis. *A–Z*, S. 27.

[32] D. Wabner und I. Wurdack. »Rose Oil: Its Use in Therapy and Cosmetics« in *The International Journal of Aromatherapy 1* (4), 1989. S. 28.

[33] D. Younger. *Household Gods.* E. W. Allen, 1898, S. 64

[34] Wabner und Wurdack. »Rose Oil«, S. 29.

[35] Ibid.

[36] Ibid.

[37] C. Horrigan. »Complementing Cancer Care III« in *The International Journal of Aromatherapy* (2), 1992, S. 28.

[38] Davis. *A–Z*, S. 173.

[39] M. Grieve. *A Modern Herbal.* Penguin, 1931, S. 688.

[40] Davis, *A–Z*, S. 224.

[41] Wabner und Wurdack. »Rose Oil«, S. 29.

[42] Kusmirek. »The Basics«, S. 9.

[43] C. Powell. *The Meaning of Flowers.* Jupiter Books, 1977, S. 119.

[44] N. Groom. *The Perfume Handbook.* Chapman & Hall, 1992, S. 317.

[45] Wabner und Wurdack. »Rose Oil«, S. 29.

[46] S. Fischer-Rizzi. »Dedicated to Better Birth« in *The International Journal of Aromatherapy 4* (1), 1992, S. 10.

[47] Davis. *A–Z*, S. 290.

[48] Rovesti, zitiert in Tisserand. The *Art of Aromatherapy.* C. W. Daniel, 1979, S. 98.

[49] R. Teranishi, R. G. Buttery und H. Sugisawa. »Volatile Constituents of Roses« in *Bioactive Volatile Compounds from Plants.* American Chemical Society, 1993, S. 269.

[50] D. Wabner und I. Wurdack. »Rose Oil«, S. 30.

Bibliographie

D. Ackermann. Die schöne Macht der Sinne – Eine Kultur-geschichte, Kindler 1991.

M. Hillier. Rosen, DuMont 1992.

E. Keller. Das Handbuch der ätherischen Öle, Goldmann 1995.

R. A. u. I. Miller. Das magische Parfum, Aurum 1991.

R. Phillips u. M. Rix. Rosen. Droemer Knaur, 1988.

D. Ryman. Heilen mit Aromaölen, Droemer Knaur, 1993.

Register

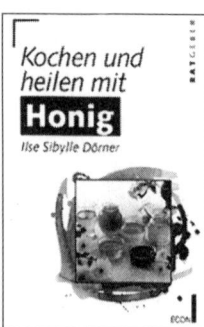 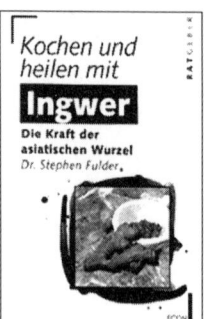 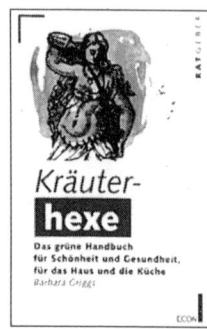

Ilse Sibylle Dörner
**Kochen und heilen
mit Honig**
TB 20540-4

Honig ist ein Lebens-
elixier aus der Natur mit
heilsamer Wirkung. Die-
ses Buch zeigt in über
500 Rezepten, wie vielfältig und unentbehrlich
Honig für die Ernährung,
die Kosmetik und die Ge-
sundheit ist.

Stephen Fulder
**Kochen und heilen
mit Ingwer**
Die Kraft der asiatischen
Wurzel
TB 20534-X

Ingwer ist bei uns oft nur
als Zutat für Weihnachts-
gebäck bekannt. Die übe-
rall erhältliche und preis-
werte Wurzel hat aber
darüber hinaus eine
lange Tradition als Heil-
mittel für verschiedenste
Leiden wie Erkältung und
Grippe, Fieber, Magenlei-
den und Kreislaufpro-
bleme und zur Vorbeu-
gung gegen Rheuma. Ing-
wer ist ein Heilmittel, das
auch gut schmeckt, zum
Beispiel in asiatischen
Gerichten, zu Fisch und in
Desserts.

Barbara Griggs
Kräuterhexe
Das grüne Handbuch für
Schönheit und Gesund-
heit, für das Haus und die
Küche.
Mit vielen Rezepten
TB 20502-1

Die »Kräuterhexe« verrät
uns alles, was mit Kräu-
tern im Haushalt möglich
ist: ihre Verwendung als
Tees oder Gewürze, als
natürliche Schönheits-
mittel für Haut, Haare und
den ganzen Körper sowie
ihre wichtige Rolle als
Heilmittel für viele Krankheiten. Mit vielen kleinen
Zeichnungen.

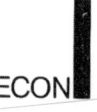

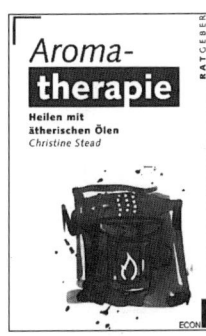

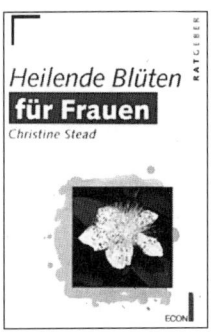

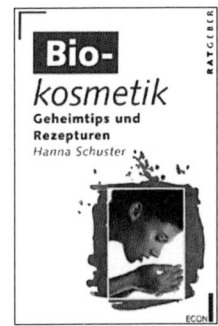

Christine Stead
Aromatherapie
Heilen mit ätherischen
Ölen
TB 20340-1

Die Aromatherapie ist
eine Heilkunst, die
ätherische Öle von
verschiedenen Pflanzen
einsetzt, um die Ge-
sundheit des Körpers und
der Seele zu fördern. Die
Autorin erläutert die
Eigenschaften und Ein-
satzmöglichkeiten von
ätherischen Ölen, gibt
Ratschläge für Massagen
und schlägt verschiedene
Ölmischungen für häufig
vorkommende Beschwer-
den vor.

Christine Stead
**Heilende Blüten für
Frauen**
TB 20521-8

Natürlich ist die Blüten-
therapie nicht nur für
Frauen geeignet. Doch in
diesem Buch geht es
ausschließlich um Krank-
heiten und die Bedürf-
nisse von Frauen. So
erläutert Christine Stead
ausführlich den Gebrauch
der Blütenessenzen bei
Menstruationsbeschwer-
den, in der Schwanger-
schaft, in den Wechsel-
jahren, aber auch bei
typisch weiblichen
Alltagsbeschwerden.

Hanna Schuster
Biokosmetik
Geheimtips und
Rezepturen
TB 20498-X

Seit über 40 Jahren sam-
melt Hanna Schuster
Erfahrungen im Bereich
Naturkosmetik – selbst
Filmstars und Prominente
wie Jil Sander schwören
auf ihre Produkte. In
diesem Buch bietet die
Autorin einen kompletten
Leifaden zur kosme-
tischen Selbstbehandlung
– hochwertige Cremes
und Lotionen können
nach Rezept problemlos
hergestellt werden.

ECON TASCHENBÜCHER

ECON